練緊

沒有餓肚子刻意減肥，
但看起來像是瘦了 5 公斤

KATE（林芷如）老師 ——— 著

CONTENTS

Part1 緊比瘦更重要

Part2 你不是胖，只是肉「鬆垮」了

Part3 優雅，卻深層有效的－緊實運動

Part4 不同族群的緊實運動

作者序

　　在當今社會，「瘦」經常被錯誤地視為美麗的標準。然而，真正的美其實源自健康以及身體的緊實線條，而不是單薄的外表。這本書的目標就是顛覆這個刻板印象，鼓勵大家追求的不僅僅是體重的下降，更應關注身體的健康和緊緻度。當你的皮膚富有彈性且身體狀態良好時，你將自然展現出一種內在的、令人無法抗拒的美。

　　作為一名皮拉提斯老師兼模特兒，我的身材雖然瘦，但由於對運動的熱情，過去也曾經練出了一身肌肉，這讓我外觀看起來相對壯碩。那段經歷讓我認識到優雅的身體線條才是美型的關鍵。因此，我決定寫下這本書，希望能幫助不同體型的人找到合適的緊實運動，從而塑造一個更健康、更美麗的身形。

　　我的模特兒生涯充滿了對身材的焦慮，以及不合理的節食和體重管理帶來的壓力。每天盯著體重計的數字，我逐漸發現這些數字無法定義我的美，反而讓我的健康走下坡路。這一認識使我開始尋求變化，學會了愛護自己的身體並從各種運動中尋找樂趣和成就感。

　　當我不再以體重來衡量自己的價值，而是專注於身體的健康和線條時，我愛上了皮拉提斯和瑜伽，這些運動不僅改變了我的體態，

也提升了我的精神狀態和整體生活質量。這種轉變是深刻而持久的，它教會了我身體的價值遠超過了體重計上的數字。

在我作為教練的生涯中，我常強調堅持的重要性。不論是完成一個動作，還是堅持整個練習過程，這些都是塑造身體的關鍵。我常告訴學生：「再堅持最後五次！」、「堅持再幾秒！」這不僅是身體的訓練，更是意志的磨練。堅持將帶來無與倫比的回報——一個更健康、更緊實的你。

許多人對我讚美的最多的是我的健康狀態和緊實的身形。這一切都是我堅持運動的結果，這種堅持已經成為我的生活方式。即使在旅行時，我也不會忘記安排運動，這是我日常的一部分，無論是參加皮拉提斯還是瑜伽課程，我總是讓自己保持活躍。

這本書不僅是我個人經歷的分享，也是對那些希望通過運動改善生活質量的人的指南。我將介紹如何藉由各種運動來達到最佳的身體狀態，重點不在於減輕體重，而在於每個部位的健康和緊實。希望我的經歷和建議能激勵你堅持下去，讓你的努力化為健康和美麗的身體，讓內在的光芒自然散發出來。讓我們一起努力，追求一個更健康、更美好的自己！

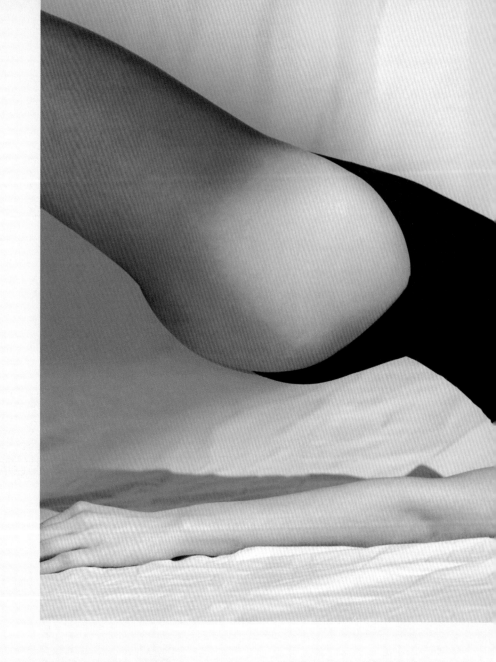

01

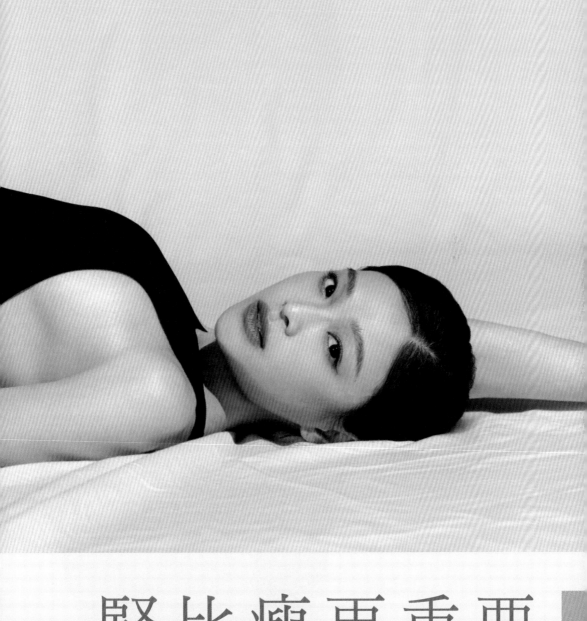

緊比瘦更重要

01

緊一點，讓自己更耀眼

　　世上沒有天生就完美的人，但我們可以擁抱缺陷，透過刻意的練習打破先天的框架。

　　我的身分除了是模特兒，也是專業的皮拉提斯老師，學生族群有一般上班族、也有媽咪、還有 60 ～ 70 歲的長輩甚至是明星藝人，在十幾年的工作領域中，認識這麼多不同類型的學生之後，發現大家接觸運動的契機雖然不同，但目的往往是一樣的：就是想讓自己看起來變得更好。

　　但，每個人先天的條件不同，例如身高、先天骨架或比例，大家天生就是長得不一樣！如何讓學生們接近甚至達到她們心中所追求的「美」或「覺得變得更好了」的樣貌？是一直以來我所要努力的目標，也是工作的樂趣所在。也因為了解每個人的不同，所以訓練學生的方式我也總是因人而異，從每一次上課中的觀察去調整內容。

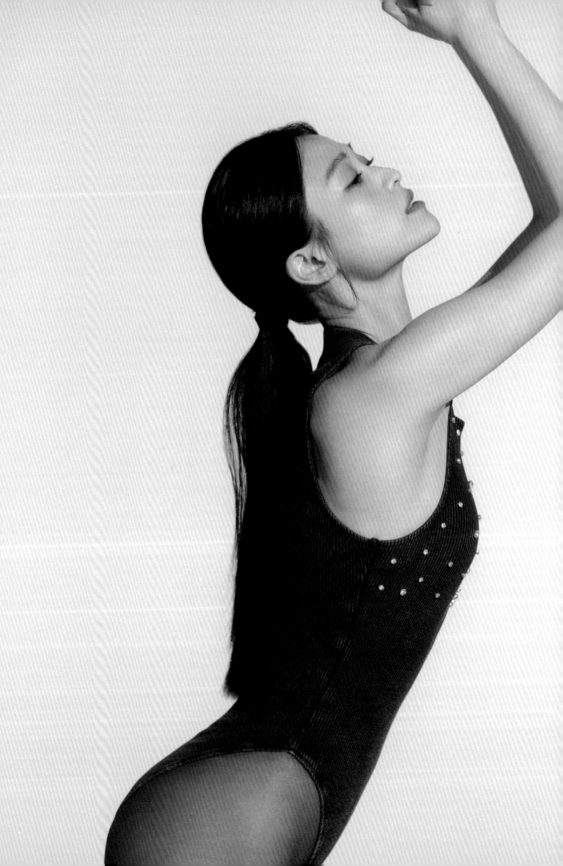

尤其隨著時代的變遷，審美的觀念持續在改變，純粹的纖瘦並不代表美。我認為真正的美是即便年過 30 歲，依然能讓皮膚的彈性長久的維持住、不鬆垮，整個人看起來才能精神奕奕充滿健康美。

而這關鍵就是「緊實」。

全身每個部位的線條只要夠緊實 (或修長)，每個部位該有的線條都展現出來，就算 155 公分的身高，看起來也能有 168 公分的氣勢、擁有自己的黃金比例。所以，就算天生小隻女又怎樣？骨架就算是厚片人也無所謂、不是天生瘦也沒關係！你要掌握的事情其實很簡單，就是認識身體的每個肌膚、線條，然後慢慢的，一點一滴讓它養成該有的比例和彈性，就能打造出屬於自己的完美。

尤其日常生活中我們通常只關注在臉部皮膚表面的保養跟護理，卻很少會注意到臉部及身體肌膚的緊實度，殊不知這才是由內美到外的關鍵！

坊間的瘦身書很多，這本書要強調的並不是讓你單純變瘦的運動，而是專注在「緊實」的目標，讓原本就不愛運動的你，只要針對局部做加強鍛鍊，不會因為過累而排斥運動，而原本就愛運動的你，這本書也能幫助你與完美的那一步更靠近一點，讓自己變得更好。

02

跑錯方向，你只是看起來很努力

　　常常有學員跟我分享：明明一直很努力節食，或是持續有上健身房的習慣，該餓的沒少餓，該繳的學費也沒少繳，為什麼往往都只能瘦一陣子，沒辦法瘦一輩子呢？

　　相信你一定也有經歷過那樣的停滯期，總覺得理想的目標怎麼突然卡住了？拚命鍛鍊、挨餓也很難再突破的感覺確實讓人感到無力。我也曾經一度很認真地一直卯起來重訓，想要讓自己看起來更纖瘦，但那段過程裡，身體的變化似乎只有在前兩週較為明顯，後面的努力卻進步得非常緩慢。這是因為身體剛開始接觸到運動時，基礎代謝率瞬間提高了的關係！可惜的是，若是維持一陳不變的鍛鍊，就很容易遇到無法突破的撞牆期。

　　這時候別急著放棄！建議好好檢視自己現在的運動菜單，是不是缺少了有氧？或是缺少了重量或阻力？因為太過單一的運動鍛鍊本來就難達到永久變瘦的目標。當你期待體態能在短時間內達到明顯的改變，那麼在瘦身的運動項目中，就必須納入有氧、無氧、重量、阻力等項目，且同時交錯並行，這樣才能達到事半功倍的效果。

讓自己的運動多樣化，你不僅能從中得到樂趣，也會更快體會到身體的改變。

　　我很喜歡運動，接觸運動已經十幾年了，對我而言運動不單單只是為了維持身材而已，它已成為我生活自律的一部分。在沒有教學時，我一樣會安排時間去運動鍛鍊自己、管理好自己的體態，期許自己成為一名更具有說服力的專業老師。

　　運動的好處很多，除了維持身材緊緻，在精神上也能得到放鬆，尤其是瑜伽跟皮拉提斯這兩項運動。皮拉提斯跟瑜伽除了可以維持身體緊緻之外，還可以幫助到身體曾經受傷過的人當做是平時的復健保養，生活緊繃壓力大的人還能當做放鬆身心的方式。

　　當初會接觸到這兩項運動，是因為我的腰部及手部曾經受過蠻大的傷，吃遍中西醫的藥都未見改善，已經嚴重影響到我的日常生活。直到當時某位中醫生建議我要試著去練瑜伽增加身體的柔軟度，讓緊繃的肌肉能藉由伸展來放鬆，另一位西醫則是推薦我練皮拉提斯當作復健。由於當時太急著想要趕快讓身體復原，所以就一口氣報名了這一靜一動的運動內容，期許雙管齊下後身體能快快好起來！

　　沒想到，接觸了這兩項運動後，我居然都很喜歡！尤其當時看到皮拉提斯這項運動是 Madonna 瑪丹娜保持身材、青春永駐的主要運動之後，讓我更加著迷。加上，本身就喜歡藉由帶有點節奏速度感的課程來訓練核心及肌耐力。因此，練著練著，內心也升起了想自己教皮拉提斯課程的念頭。於是我也報名了瑜伽跟皮拉提斯的師資班，並陸續考了證照，想要深度了解這兩項運動，希望透過運動讓找我上課的學員，能因為接觸到對的運動、收穫到運動後的身體變化及成就感而愛上運動。甚至，獲得比預期更想要得到的成果。

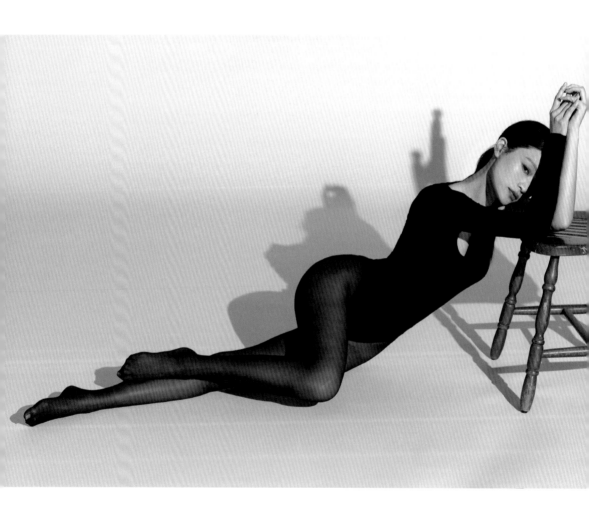

視覺小一號的秘密

皮拉提斯的特色之一，是能讓肌肉長度變得細長，視覺上更顯瘦，即使沒有太激烈的減肥，一樣能達到視覺小一號的效果。

還記得，當模特兒時期，身邊總是圍繞著身材姣好的同事們，這讓我開始審視自己、放大自己的身材缺陷。還記得當年曾經非常自卑，只要遇上需要露腿的工作項目，我一定會穿超過 7 公分以上的高跟鞋來掩飾自己的雙腿。

尤其，高中念的是表演藝術科，那三年因為持續練舞而產生的壯碩雙腿，常常讓模特兒經紀公司感到懊惱。

或許你會想問：「運動量這麼大，為什麼還需要減肥呢？」

我相信這也是多數人在體態管理上的一大迷思！其實，並不是只有脂肪需要減啊！美型的關鍵，其實是身體的「肌肉線條」。造成視覺肥胖的原因，除了脂肪過多，也受到「肌肉太過精壯」所影響。

沒錯！從小就熱愛運動的我，身材最大的困擾不是脂肪，而是

擁有太大量的肌肉群，因為肌肉線條不夠纖細修長，所以體型會變得較為圓厚。

我一直熱愛運動，但直到開始接觸大量的瑜伽後，才終於讓我的身體增加了柔軟度，原本健壯的肌肉開始變得柔軟，而另外接觸了皮拉提斯課程後，更發現這項運動除了可以修復身體，還能創造出緊實且修長的肌肉線條，簡直是一項非常適合肌肉較為健壯發達的人用來雕塑曲線的運動。

何況當時還曾在一篇偶像瑪丹娜的專訪文章中，看到她的體態全是靠皮拉提斯維持的。偶像的一段話激勵著我，期許自己到老都能維持著像少女般的緊實狀態。尤其，隨著年齡的增長，越來越常聽到身邊同年齡的朋友們讚美我的身材狀態維持得比十年前的線條還要更好時，就會覺得自己對運動的堅持完全沒有白費。

皮拉提斯的練習，同時也促進肌耐力變好、核心肌群變強，反覆練習下來身體的控制力、協調性跟穩定度都會變得更好。當接觸到其他的運動時也會預防自己失衡受傷。

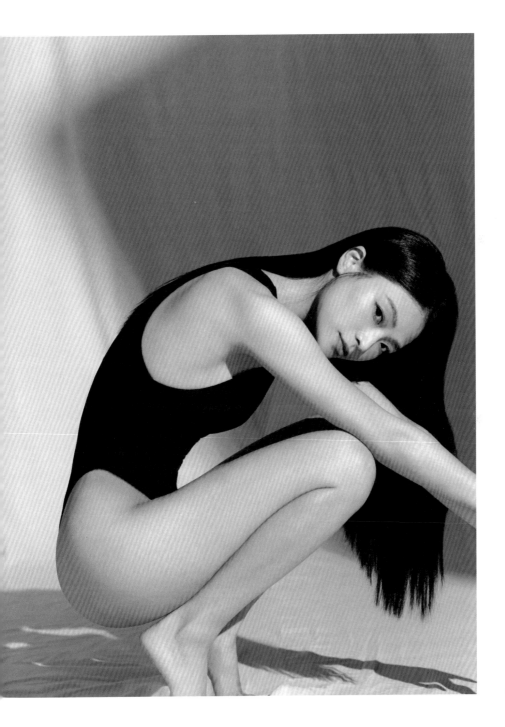

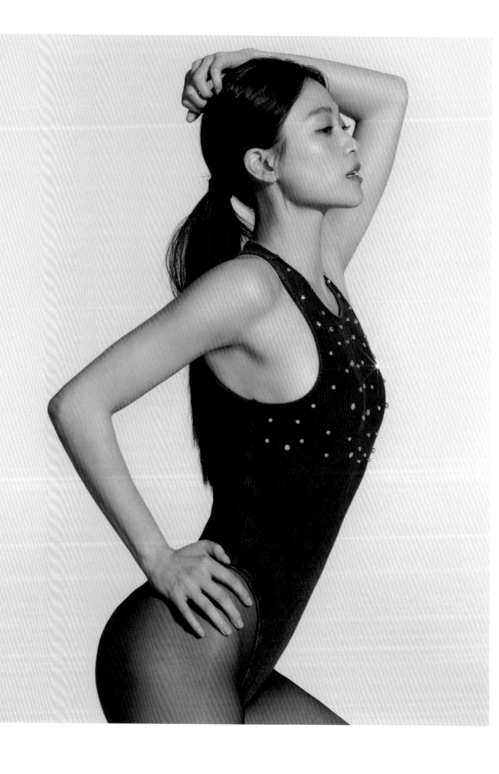

03

你需要的是更有「力量」的訓練

　　大家在追求健康和體態上，常常陷入一個誤解：以為只需做大量的有氧運動就能擁有理想的體態。然而，當你發現自己無法練出肌肉線條時，或許應該重新思考運動的類型是否真的適合自己。

　　或許，你需要的是更有「力量」的訓練。

　　許多人之所以無法練出肌肉線條，往往是因為運動的類型不夠適合。有氧運動固然對心肺功能有益，但單純地進行有氧運動可能無法刺激到肌肉，尤其是大部分的有氧運動都是以持久性、低強度的運動為主，這對於增加肌肉質量和力量並不足夠。

　　因此，是否應該加強力量的鍛鍊？成了一個值得探討的問題。力量訓練是一種專注於提高肌肉力量和質量的運動方式，它通常包括使用重量設備或徒手訓練來進行負重鍛鍊。透過力量訓練，你可以有效地刺激肌肉，促進肌肉的生長和發展，從而使身體更加強壯、有線條感。

那麼，力量的鍛鍊方式有哪些呢？以下是幾種常見的力量訓練方式：

1.重量訓練：這是最常見的力量訓練方式之一，通常使用啞鈴、槓鈴、壓腿機等設備進行訓練。你可以透過這些設備進行各種動作，如深蹲、硬舉、臥推等，以增強肌肉力量和質量。

2.徒手訓練：徒手訓練是一種無需任何機械的訓練方式，利用自己的體重來進行負重訓練。例如，俯臥撐、引體向上、仰臥起坐等都是很好的徒手訓練動作，可以有效地刺激肌肉生長。

3.高強度間歇訓練（HIIT）：這是一種結合有氧運動和力量訓練的訓練方式，通常包括高強度的運動間歇性地進行，如快速的衝刺、跳躍、舉重等。這種訓練方式不僅可以提高心肺功能，還可以增強肌肉力量和耐力。

4.功能性訓練：功能性訓練強調的是模擬日常生活中的動作，如提重物、爬樓梯等，利用這些動作來訓練核心肌群和全身肌肉，提高身體的功能性和穩定性。

　　如果你希望練出更好的肌肉線條和體態，那麼加強力量的鍛鍊是至關重要的。藉由適當的力量訓練，你可以有效地刺激肌肉生長，提高肌肉力量和質量，從而達到理想的身材目標。

　　此外，除了力量還有耐力，力量會長肌肉，耐力可以做阻力重量輕的訓練，也能練出更好的線條還不會這麼容易讓人在訓練中途放棄，持之以恆也是成功的關鍵。力量訓練是一項需要時間和毅力的過程，不要期望一夕之間就能看到顯著的變化。堅持每週固定的訓練計劃，並逐步增加訓練強度和重量，才能真正見到成果。

　　最後，要記住聆聽自己的身體。在進行力量訓練時，要注意適應自己的身體狀況，避免過度負擔和受傷。如果感覺疲勞或不適，不要強迫自己繼續訓練，給身體充足的休息時間，讓自己能夠更好地應對下一次訓練。

04

不被體重勒索

在全球範圍內，不論年齡或國家，大多數人都經歷過減肥的過程。當我們開始注重外觀和健康時，便會開始關注自己穿衣時的身形和他人的目光，這往往牽動我們的自信心，讓我們被自己的體重數字所困擾。

然而，體重只是數字，真正應該關注的其實是身體的線條和體態。

首先，了解自己的身體是非常重要的。當我們更了解自己的身體，知道什麼適合自己做、吃、需要什麼後，我們的自律會逐漸增強，從而帶來積極的能量。自我管理的能力增強，將直接影響到我們的生活質量。如果我們連自己的身體都管理不好，又如何能有效管理生活呢？

以我個人經驗為例，我不依賴磅秤，而是選擇測量三圍和肢體圍度來了解自己的體態變化。當感覺運動服變緊時，我會去檢查自己當前的身體狀況。這種方法讓我能精確觀察到肌膚的緊緻程度，這比單純的體重數字要可靠多了。我的目標是擁有緊實的肌肉，而不僅僅是「瘦」。這種測量方式避免了皮膚鬆弛，讓我保持健康而光滑的肌膚。

　　此外，體重數字的降低並不應該是唯一的焦點，單看體重的數字＝「假瘦」，我們更應該看的數字是體脂肪、肌肉重及內臟脂肪數據，除了體態的重要我們的健康也要重視！讓運動來 balance 全身肌肉的分佈。不能只光看數字，還有要看全身的分佈。

　　即使是減肥，也應該是健康而有活力的方式，而不是讓人看起來憔悴不堪。許多人試圖透過節食或服用減肥藥來追求快速減重，卻不知這些方法可能對腸胃功能和新陳代謝造成長期的負面影響！正確的飲食應該包括均衡的營養攝入。

　　營養師推薦的理想比例是碳水化合物占 50%，脂肪 30%，蛋白質 20%。這樣的飲食搭配不僅支持日常能量需求，也有助於肌肉生長和提高新陳代謝，從而自然減少體內多餘的脂肪。

　　最後，我們應該重視的是健康的生活方式，包括適當的運動和充足的水分攝入。這不僅有助於維持健康的體重，還能改善整體的體態。比起單純追求瘦，擁有緊實的肌肉和優美的身形會讓你看起來更加苗條，且整體外觀更加吸引人。

　　這就是為什麼我們應該擺脫對體重的執念，專注於建立一個健康、活力並充滿自信的自我形象。透過持續的自我照顧和正面的生活

選擇，我們可以實現真正的美麗，不僅僅是在外表上，更在於內在的健康和幸福。

提供以下公式，讓大家更佳了解基礎代謝率（BMR）及每日需要總消耗的熱量（TEDD）給大家做參考：

美國運動醫學協會對基礎代謝率的計算標準「BMR」：

男性基礎代謝率（大卡）＝（13.7×體重（公斤））＋（5.0×身高（公分））-（6.8×年齡）+66

女性基礎代謝率（大卡）＝（9.6×體重（公斤））＋（1.8×身高（公分））-（4.7×年齡）+655

女生以我的例子來說：身高 168 公分，體重 53 公斤的 35 歲，我的基礎代謝率計算起來為（9.6×53）＋（1.8×168）-（4.7×35）+655 = 508.8+302.4-164.5+655 =1301.7 卡。

意思是說，身高 168 公分，體重 53 公斤的女性，即便一整天躺在床上，身體為了維持生命就會消耗 1301.7 大卡的能量。

　　而男生，例如：身高 184 公分，體重 75 公斤的 36 歲，他的基礎代謝率計算起來為：（13.7×75）+（5.0×184）-（6.8×36）+66 = 1027.5+920- 244.8+66=1768.7 卡。

　　意思是說，身高 184 公分，體重 75 公斤的男性，即便一整天躺在床上，身體為了維持生命就會消耗 1768.7 大卡的能量。

　　算完基礎代謝率「BMR」後可以再依造自己活動量來計算出自己的「每日需要總消耗的熱量」。

　　每日需要總消耗的熱量（TEDD）如下：

久坐型不運動的人 -BMR×1.2

輕量運動 3 ～ 5 天運動的人 -BMR×1.375

中度型運動 5 ～ 7 天的人 -BMR×1.55

高強度運動 6 ～ 7 天的人 -BMR×1.725

密集運動甚至一天運動 2 次的人 -BMR×1.9

　　算出 TDEE 後我們就可以依據你的 TEDD 用以下的方式當作你增肌減脂的參考值：

維持體重：每天吃到 TDEE 的熱量

增加肌肉：每天吃到 TDEE+300 卡路里的熱量

減少脂肪：每天吃到 TDEE-300 卡路里的熱量

　　以上都是算法參考的標準值，數字不代表一切，就像以前常常都會聽到 50 公斤的油跟 50 公斤的一塊肉哪個重？答案是一樣重，但外形確實差異很大！所以請不要再被體重的數字情緒勒索影響自己的身心了。

　　當你在運動過程中遇到停滯期，請保持耐心。我們不可能只靠運動一步登天，瘦身的關鍵需要從心態、運動、保養、營養多方面均衡發展。這是一個循序漸進的過程，不能急躁，也不能停滯不前。在我分享的影片中，你可能會注意到我常將影片調整為黑白，這是因為想避免大家過於關注我穿著哪些品牌的運動服。事實上，運動的本質應超越服裝品牌或體重數字的追求。更重要的是培養一種自律的運動生活方式。身體緊實均勻的體態不僅外觀更好，而且搭配健康飲食及充足的睡眠，才能呈現出真正的美。

　　我給自己設定的不僅是體重目標，更重視「體態」的改善。除了定期測量三圍和四肢圍度，我還設定了具體的運動時間和內容，讓

運動成為我的日常習慣。這種自律的練習不是為了追求「瘦」，而是為了獲得健康和緊實的身形。我會嘗試不同的運動項目，增加心肺功能和有氧運動的比例，同時控制飲食，從生活的小處改變，如戒除含糖飲料、油炸食品和零食。

身體每天需要適當的卡路里和基本的脂肪才能正常運作。所以，瘦身的目標應該是「緊實更顯瘦，體態更好看」而不僅僅是數字上的減輕。健康的體態和營養平衡才是我們應該追求的。

運動需要持之以恆，不要期望一夜之間有奇蹟發生，也不要因為一次運動過度而對身體造成過大壓力，那反而可能降低身體的代謝效率。

最佳的方法是每天持續運動 1 小時這比一天集中運動 3 小時要來得更有效。瘦身不是將身上的脂肪消除，而是透過持續的努力，將脂肪透過代謝轉化。

因此，應該一步一步來，沒有速效的解決方案。身體是需要時間逐步適應的朋友，對自己有耐心，讓運動成為你一生的伙伴。運動後流下的每一滴汗水都會帶來收益，不要忘記，堅持就是勝利。

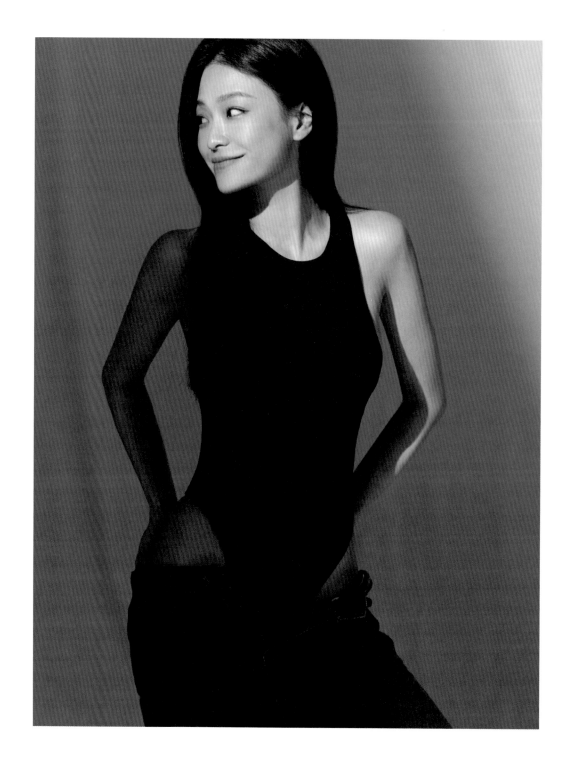

05

強者都是「堅持」而來

　　在追求健康和理想體態的道路上，堅持是一個無法取代的關鍵因素。無論是在運動鍛鍊還是生活中的各個領域，只有堅持不懈地努力，才能達到真正的成功。這也正是為什麼那些站在巔峰的人，無論是在健身界、事業界還是其他領域，他們的成功都是來自於持之以恆的堅持。

　　當我們談到雕塑更好的身材時，緊實的肌肉是很多人追求的目標之一。然而，要實現這個目標並不是一個簡單的過程。除了前文所介紹的力量訓練之外，找到一個自己舒服的運動，然後持續堅持下去，是非常重要的。

　　力量訓練是增加肌肉質量和力量的有效方式，但如果只是單一地進行力量訓練，可能會讓訓練變得單調乏味，甚至會導致訓練的士氣逐漸下降。因此，找到一個自己喜歡的運動，不僅可以讓訓練變得更加有趣，還可以增加持之以恆的動力。

我不是身材最好的女人，但應該算是最堅持運動持之以恆的人。尤其大家常常掛嘴邊說著沒有時間運動，對我來說，卻覺得其實時間都是可以安排出來的！你要先從接受運動 15 ～ 30 分鐘開始，運動的心態真的很重要，不要等到身體被告知要開始運動才加入運動的行列，這時就會變得很辛苦！

　　運動的類型有很多種，例如：跑步、游泳、瑜伽、舞蹈等等，每個人都可以根據自己的興趣和喜好來選擇適合自己的運動方式。重要的是，無論你選擇了什麼樣的運動，都要保持持續性和堅持性。

　　舉例來說，如果你喜歡跑步，那麼每天固定的跑步計劃就是非常重要的。無論是在晴天還是雨天，無論是在假期還是工作日，都要堅持不懈地跑下去。透過持續的跑步訓練，不僅可以提高心肺功能，還可以幫助你緊實身體的肌肉，塑造更好的身材。

　　或許運動過程可能會有讓你覺得很累、很力不從心的時刻，這種運動的惰性我也曾經有過！尤其，我很討厭過程無聊單一，所以為了避免自己懈怠，我會盡可能在運動的菜單裡搭配其他的內容，在每

一週除了自己最喜歡的皮拉提斯、瑜伽練習外，還會再搭配著跳舞、網球、拳擊、游泳 zumba……讓每種不同運動的內容穿插在每週的運動項目中，去填充運動的樂趣。每回運動維持 1～1.5 小時，有氧、無氧、核心肌耐力鍛鍊都同樣重要！

不管每次動多久，首先把「運動」這件事帶進你的生活，讓它變成你的習慣，去喜歡這一切的過程、去感受、去觀察身體一次次的變化，你會發現：腰身有了、手臂緊實了、臀型明顯變好，聽到身邊很多人的稱讚，穿搭時瞬間也都自信起來，這時候你肯定就會有更多的動力去堅持運動這件事。

今天起，先去找 2～3 項自己喜愛的運動來嘗試，最好不要單一，從中你會知道你喜歡的運動是什麼，而不是因為現在流行什麼運動你就去應和，給自己定一個目標讓自己有目的性地去運動，這個企圖心很有可能讓你有動力去達到你想要的目標，當你接受喜歡運動後請繼續維持這項也能讓你可以身心健康的項目。

不管什麼運動都好，只要找到自己喜歡的運動內容持之以恆，

最難的不是堅持，而是要你改掉找一大堆理由推託不願意開始，不「斷」掉你的「練」習這才是真正的鍛鍊！

　　當你跨出舒適的一大步決定要開始，身體絕對不會背叛你，除了身體循環、擁有了健康、連你的體態都緊實了，精神、氣色都會一起來回報你，讓你有收穫的！

　　此外，要注意合理安排運動和休息的時間。適當的休息可以幫助肌肉更好地恢復和生長，避免過度訓練導致損傷。因此，在進行運動計劃時，要給身體足夠的休息時間，讓身體能夠更好地應對下一次的訓練。

　　最後，要記住，成功不是一蹴而就的，從一週一次慢慢開始，需要付出持續的努力和堅持不懈的奮鬥。無論是在運動鍛鍊還是生活中的其他方面，只有持之以恆地努力，才能實現自己的目標和夢想。相信自己，堅持下去，你會感受到身體的痠，但鬆弛的肌肉卻漸漸被緊拉，肌膚似乎變得有彈性，這就是新陳代謝的變化，身體的肌肉是

會有記憶的，一次次變得越來越有力量，堅持 3 個月後，很奇妙的，你會發現突然不運動身體都會感覺怪怪的，這時候恭喜你！運動已經成為你生活習慣的一部分了，相信我，堅持就會獲得勝利啦！

你一定能夠塑造出更好的身材。

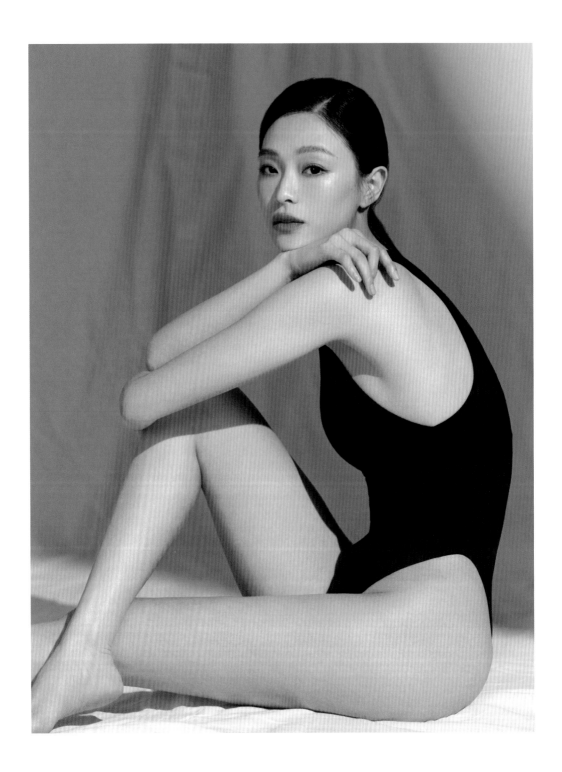

06

練對部位，才能讓肌肉緊實逆生長

　　練重點比盲目鍛鍊更為關鍵，運動本來就不是件輕鬆事，如果能專注於特定部位的訓練可以帶來更明顯和持久的效果。不僅如此，適當的訓練還可以幫助避免肌肉不平衡和受傷的風險，提高整體身體素質。

　　而在影響身型的五大關鍵部位中，手臂、腰、腹、臀和腿的肌肉都扮演著至關重要的角色。當這些部位的肌肉得到充分的鍛鍊，並練得足夠緊實時，整個身體就會展現出最恰當的黃金比例，讓人看起來身形挺拔、線條流暢。就算 155 公分的身高，看起來也能有 168 公分的氣勢。

　　首先，看看手臂：一雙結實的手臂不僅可以提升整體的氣勢，還可以讓人看起來更加強壯有力。透過進行專注於手臂肌肉的訓練，如啞鈴彎舉、引體向上等動作，可以有效地增強手臂的肌肉力量和質量，讓手臂緊實有型。

接著，腰部的肌肉也是十分重要的。強壯的腰部不僅可以提高身體的穩定性，還可以改善體態，讓身體呈現出更好的曲線美。藉由進行側平板支撐、仰臥起坐等動作，可以有效地訓練腰部的肌肉，使其更加緊實有力。

另外，腹部的肌肉也是很多人關注的焦點。一個結實的腹部不僅可以提高身體的美感，還可以增加身體的穩定性和核心力量。進行仰臥起坐、捲腹運動等訓練可以有效地刺激腹部肌肉，讓腹部更加平坦結實。

此外，臀部和腿部的肌肉也同樣重要。強壯的臀部和腿部不僅可以提高身體的爆發力和耐力，還可以改善身體的比例，使身材看起來更加完美。藉由進行深蹲、臀橋等動作，可以有效地訓練臀部和腿部的肌肉，讓它們更加緊實有型。

總之，當我們將影響身型的五大關鍵部位的肌肉練得夠緊實時，身體就會呈現出最恰當的黃金比例，即使身高只有 155 公分，也能展現出 168 公分的氣勢。因此，要想讓肌肉緊實逆生長，就需要有針對性地鍛鍊這些關鍵部位的肌肉。

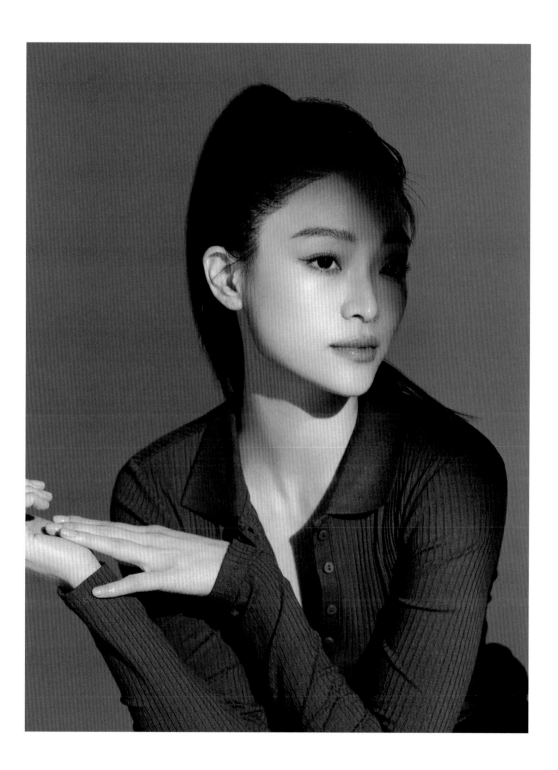

自信來自於自己

　　生活中不要太過在意外人的眼光，讓自己失去本有的自信！你好不好、對不對，只有你自己最清楚。我們的價值，不應該依靠別人的認可來定義。你的身體能承受多少，也只有你自己最了解。不要因為外人的一句話、一個眼神，就讓這些影響你未來每一天的生活！在這個言論自由的時代，我們不需要對無關緊要的意見負太多責任，往往這些意見只會影響你的心情，讓你動盪不安，只有你在意，你才會傷痕累累。

　　把自己過得太依賴別人的反應和稱讚，情緒起伏不定，患得患失，最後失去自信，無精打采，這樣的生活真的值得嗎？不如花時間好好檢視自己，探索如何讓自己變得更好。這不僅是外型的問題，而是找回那種從心底出發的開心和自信。美麗不僅是擁有好看的外表，而是你內心擁有的快樂和正面的心態，這種真實的美麗是踏實的，是充滿熱情享受生活的每一部分，從付出和耐心中逐漸建立起來的。

　　一個人的外表只是對自己的基本要求，並沒有對錯。做自己非常重要，只要你感到舒適，那就好，而不是為了別人而改變。你就是你，人不是靠複製出來的。你要知道，你擁有別人沒有的特色。不要再跟社群媒體裡的人做比較，也不必羨慕他們看似完美的身材或生活，你只是沒有看到他們分享的不完美和瑕疵。把你的優勢放大，相信自己的美好與價值。

　　可以給自己設定一個目標，無論是學習新事物，還是完成某個挑戰。這是增強自信的方法之一，因為每當你達成一個目標，你就會賦予自己更多的自信，同時也滿足心理層面的自信和肯定。

在我的教學中，我經常與學生聊天，聽他們分享生活中的大小事。上課時，我通常會直接點出問題所在，有時候會用激將法推動學生，讓他們有毅力去完成當天的練習。我希望這樣可以讓學生的懶惰離開，除了激勵對方，我也會不吝嗇地給予稱讚。有一天，一位學生告訴我，上課後他的體型整個小了一個尺寸，需要重新購買衣服，他第一次覺得花錢這麼爽快，我很為他高興。因為我注意到，每次上課他都會更加用心地搭配自己的服裝，而不再是隨便穿著運動服。透過運動，他不僅身形有了變化，他的精神壓力和睡眠質量也大幅改善，這是每個人都夢寐以求的好氣色。我告訴他，運動不急躁，只要每次比上次進步就好，身體需要時間，每一次的練習都是進步的過程。

現在的生活中，無形的壓力日積月累，信息越來越發達，大家追求的東西和慾望似乎也越來越多，步伐也越來越快。常常讓自己過得很累。下班回家後，手機、電腦一打開，總有看不完的東西，讓大腦覺得今天還沒有結束。這不僅影響了自己的身心靈、情緒、精神，也可能讓身邊的人感到疲憊。

當你開始覺得心很累，好像在瞎忙時，你可以問問自己，什麼事情才是真正重要的。花點時間愛護自己一點，因為生理和心理是不可分割的。讓我們開始審視自己，給自己的生活做一次斷捨離。生活的掌控權在於你。把那些不必要關注的人事物先放一邊；不要浪費時間去討論和關注那些對你而言不重要的事。這樣，你才能擁有更多屬於自己的「me time」。

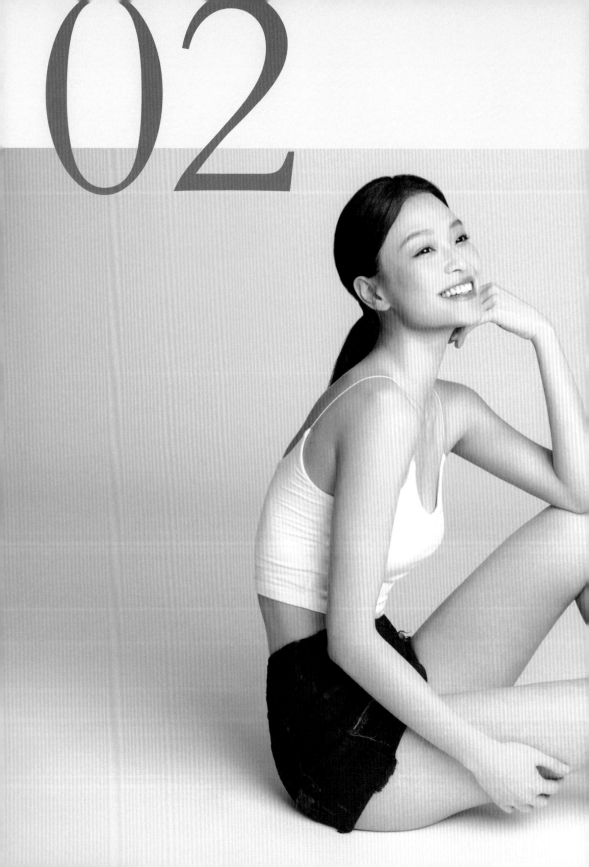

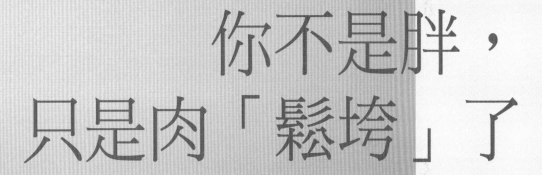

你不是胖，
只是肉「鬆垮」了

01

關於鬆弛

　　緊緻的皮膚，不僅讓人看起來年輕，更能帶來自信和健康感。而緊實的肌肉線條，則能讓視覺立刻顯瘦 5 公斤！讓身形看起來更俐落輕盈。

　　觸覺是最直接的感受，試著比較一下自己和那些年輕的肌膚，或是長期有運動習慣的朋友，你會發現緊緻度的巨大差異。年輕時，我們的體內有滿滿的膠原蛋白，這就是為什麼年輕人看起來如此緊緻有彈性。然而，隨著年齡增長，女生在過了 25 歲後，體內膠原蛋白的數量會開始減少，身體的代謝也會跟著減緩，皮膚的真皮層結構隨即產生變化，這不僅影響外觀，還可能導致肌肉線條不明顯，給人臃腫的印象。

　　對於臉部的鬆弛，高額的醫美電音波或許能夠稍微改善，但對於身體的鬆弛來說，除非你準備投入巨額費用，否則保持緊緻度就變得更加困難。

但是，不要擔心，這並不意味著你無法改變現狀。即使時間流逝，我們仍然可以藉由適當的保養和運動來維持皮膚和肌肉的緊緻。

但在這之前，我們需要先了解造成鬆弛的原因：

肌膚鬆弛的原因

肌膚鬆弛的原因有很多種，最常見的是由於不當的快速減肥，導致肌膚皮下脂肪流失過度，使得真皮層中的膠原蛋白和彈性蛋白減少，進而導致皮膚失去彈性。此外，缺乏足夠的蛋白質也是造成皮膚鬆弛的重要原因之一。然而，我們不可忽視的是，脂肪和肌肉對於皮膚的支撐力也非常重要。當脂肪和肌肉的支撐力不足時，皮膚便容易衰老和鬆弛。

所以，想要維持肌膚的緊實與健康，除了適當的飲食和保濕護理外，養成運動習慣也是非常重要的。運動不僅可以促進肌肉的發達，增加支撐力，還可以提升血液循環，促進膠原蛋白和彈性蛋白的生成，從而使皮膚更加緊緻有彈性。

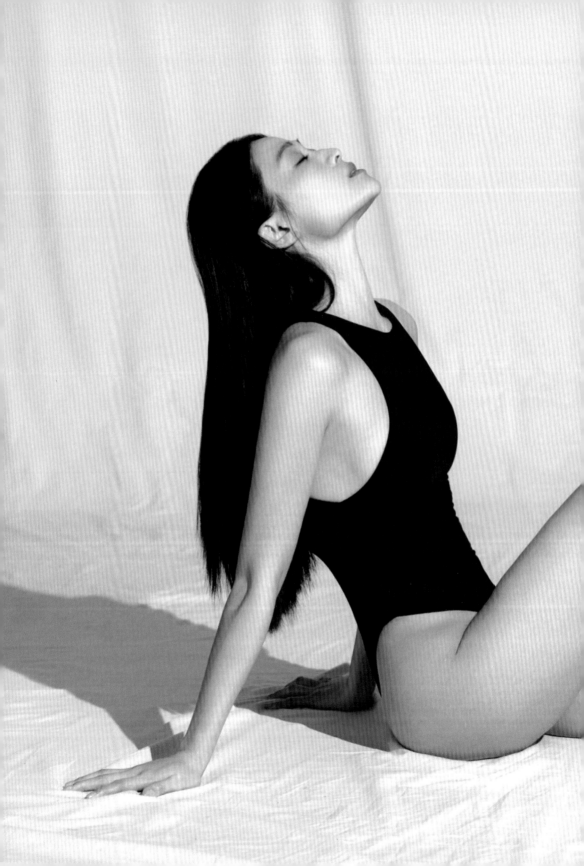

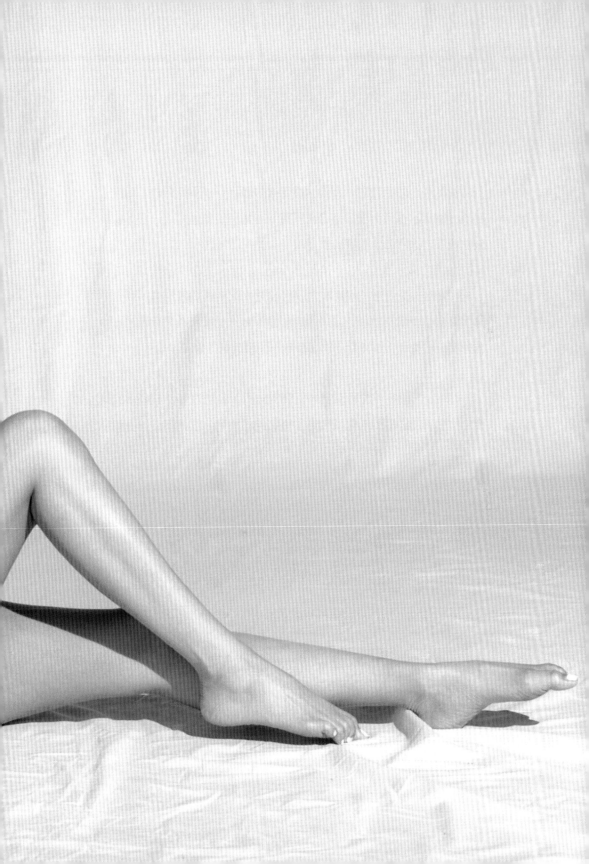

此外，良好的生活習慣也對皮膚的健康有著重要影響。抽菸、喝酒、熬夜等不良習慣都會加速皮膚的老化和鬆弛。因此，要保持肌膚的緊實，我們需要注意生活方式，遠離不良習慣。

值得一提的是，經常曬太陽也會對皮膚結構造成傷害。陽光中的紫外線會破壞皮膚中的膠原蛋白和彈性蛋白，使皮膚失去彈性，因此外出時應做好防曬工作，保護皮膚不受紫外線的侵害。

綜上所述，要維持肌膚的緊實與健康，我們需要透過適當的飲食、運動和良好的生活習慣來增加肌肉的支撐力，促進膠原蛋白和彈性蛋白的生成，從而使皮膚更加緊緻有彈性，抵抗外在因素對皮膚的傷害。

身體鬆弛的原因

身體鬆弛的主要原因常常源於我們日常生活中的不良姿勢習慣，例如：駝背、翹腳、走路姿勢不正確或長時間在沙發、床上不正確的姿勢下觀看劇集等。此外，隨著年齡增長，身體的肌肉退化也會使得皮膚無法有效對抗重力。特別是腹部、腰部和臀部是脂肪最容易積聚的區域之一，長期積聚的脂肪會導致皮膚下垂。

　　還有快速減肥時，也會讓皮膚的代謝趕不上脂肪消除的速度，造成皮膚明顯下垂，甚至有乾枯感。

　　而維持身體緊實彈性的方法包括定期運動和適當的飲食。

　　運動有助於增強肌肉，提升皮膚的彈性和緊實度。特別是結合有氧運動和重量的訓練，可以有效消除多餘脂肪，塑造身材曲線，提升身體的緊實度。此外，透過伸展運動和瑜伽可以增加身體的柔軟度，促進血液循環，有助於維持皮膚的健康和彈性。除了運動，保持足夠的水分攝取和均衡的飲食也是維持皮膚健康和緊實度的重要因素。

臉部產生鬆弛的原因

　　臉部鬆弛的主因通常是年齡增長，這導致肌肉退化、失去彈性，以及骨骼和骨架的變化。平時除了表情外，我們很少使用臉部肌肉，導致肌肉量和脂肪減少，深層膠原蛋白和彈性蛋白的功能也會減弱。這使得真皮層失去支撐力，多餘的皮膚開始鬆弛下垂。

　　保持皮膚水分很重要。喝水有助於排泄廢物，維持皮膚緊緻、水潤和彈性。含水量達 70% 的身體需要足夠的水，才能保持血液正常

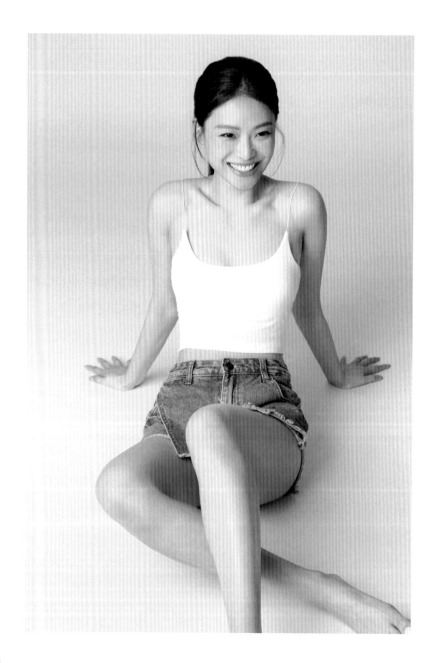

流動。因此，喝水是基本的保養之一。

減少攝取過多的糖也很重要。過多的糖會形成「糖化作用終產物」，導致身體慢性發炎，影響肌膚底層的膠原蛋白，使肌膚鬆弛、暗沉並失去彈性。減少糖分攝取有助於改善這些問題。

運動也是保持良好肌膚狀態的關鍵。長時間坐著的上班族容易堆積脂肪，而缺乏運動會導致血液循環不良和脊椎問題。保持運動習慣可以改善體態，強化核心肌群，並有助於維持健康的肌膚狀態。

這些方法的長期堅持會使肌膚緊緻，並提升自信。時間的積累和努力比短期的效果更有意義，也更持久。

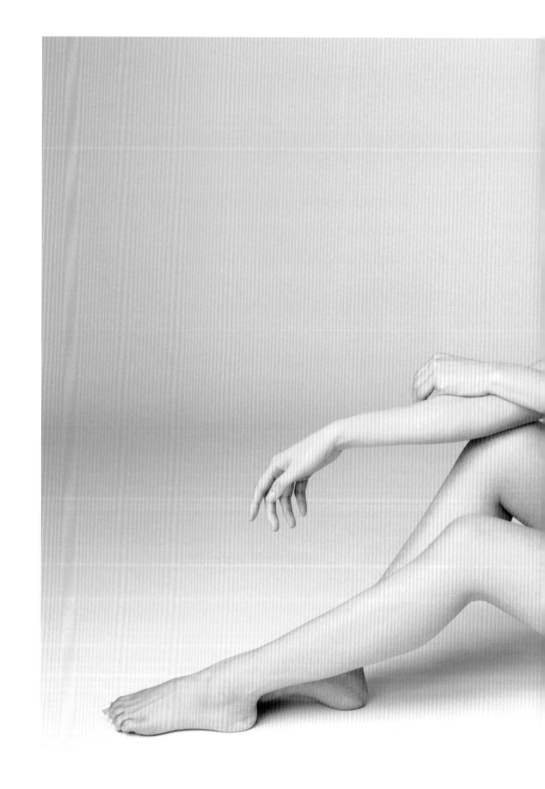

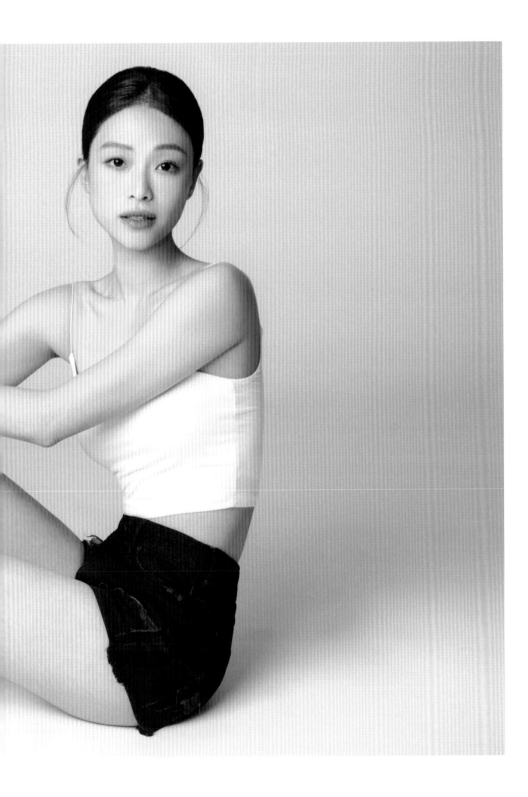

02

可怕的萎縮

隨著年紀增長，我們會發現日常生活中的許多壞習慣都會導致關節和肌肉的萎縮。舉例來說，我有一位學生是化妝師，長時間彎腰幫人化妝，久站姿勢不良導致肩頸長期受壓，經常發炎，進而出現腰痠、腿腫、駝背、胸悶以及手麻等問題。工作後她全身疼痛，這些問題積累成為睡眠不好、水腫等問題，並影響心理健康。而上班族雖然不必長時間站立，但長時間坐著並低頭看電腦導致上半身駝背、腰部收縮，腹肌和背肌未得到鍛鍊，易導致骨盆前傾，進而使腹部贅肉堆積增加。

尤其在這個資訊發達的時代，我們的生活被手機、電腦和 iPad 環繞，長時間低頭查看手機已經成為日常，這也容易導致肩頸緊縮，形成所謂的「烏龜頸」，大大影響體態。

還有，你是否也注意過，年過 60 歲的長輩們似乎變得更矮了呢？就是因為日常中的壞習慣讓身體在不自覺中長時間保持錯誤姿

勢，未適當活動肌肉，才導致肌肉逐漸萎縮，進而影響體態。體態的重要性其實勝過五官和身材，從小我們應該常聽父母說：「坐要有坐相，站要有站姿」，就是要我們注意不要因為日常姿勢習慣懶惰鬆散而造成體態走樣。

如果你還沒開始擁有固定的運動習慣，那麼從生活中最基本的習慣開始調整，也能看見很不錯的效果。平時可以提高手機看的高度，以避免低頭擠壓頸椎，形成烏龜頸；上班族可以調整鍵盤和螢幕的高度，每隔一段時間起身活動；看電視時不要長時間坐在沙發上，若想坐在沙發上也盡量使用靠枕支撐腰背。還有，身體保持抬頭挺胸，這些日常小改變都是調整身體不適和避免萎縮現象的開始。別小看這一點點的改變，只要能逐步逐步調整，不僅能改善身體狀況，也能建立良好的體態。

身體如何萎縮？

身體在沒有意識的狀態下，停留在錯誤的姿勢時間過久，而不加以活動的話，就會造成身體肌肉漸漸萎縮，影響到我們後天的體態。

身體的萎縮主要分為關節萎縮和肌肉萎縮兩種。當關節間的間隙變小時，活動範圍就會變窄，進而形成萎縮現象。而肌肉的萎縮則類似長時間包著石膏的結果，你可以想像一個單腳包石膏的人，三個月都不動，當他拿掉石膏後，拿這隻腿跟另一隻腿相比，就會發現因為肌肉沒有活動的那隻腿，不僅可能變硬，還有可能縮小一個尺寸，除了萎縮，也將導致肌肉退化和活動能力下降。

　　Joseph Pilates 曾說：「身體健康是幸福的首要條件。要獲得幸福，必須充分掌握自己的身體。」超過 30 歲以後，肌肉每年會減少至少 1%，而肌力則減少 2% 至 4%。40 歲後，人們可能會經常感受到腰痠背痛，或是遇到腰部問題。如果才 30 歲就全身僵硬走樣，那你就是老了。如果到了 60 歲，肌肉依然堅韌而有彈性，那麼表示你還年輕。所以為了避免身體肌肉太早萎縮，我們需要運動！從快走、輕重量訓練、核心肌群鍛鍊到伸展，將運動融入日常生活中，如果你不喜歡流汗，那麼至少要在每天洗澡後進行一些伸展活動。這樣做除了可以維持體態保持健康，也可以減少未來醫療費用的支出。

自我檢測

當身體開始出現萎縮，你會發現體態也會漸漸受到影響。尤其，比較嚴重的是，身體骨骼原本的位置會嚴重位移。

想要確認自己的身體骨骼是否有移位、歪斜？最簡單的方式可以從皮拉提斯站姿來檢測，來到站姿，把腳跟碰在一起，腳指頭稍微張開腳掌呈「V」的 形狀。讓小腿向上延長，大腿內側和臀部內收，從我們的恥骨、肚臍、下巴鼻尖一直到頭頂為一個中心線。

觀察自己有沒有「烏龜頸」？

烏龜頸主要發生於頸椎和胸椎交接的第 7 節頸椎處。形成原因眾多，舉凡骨質疏鬆、老化或發育問題，都可能導致烏龜頸，但現代人最常見的原因就是姿勢不良。

想了解自己有沒有「烏龜頸」？可以看看自己站立時頸部跟肩膀是否位在耳朵正下方，如果走位，頸部後方會萎縮，因此頸部會變粗、變短。而下巴會像猴子一樣往前凸出，給人垂頭喪氣沒精神的感覺。

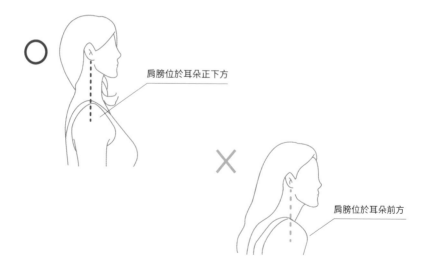

肩膀位於耳朵正下方

肩膀位於耳朵前方

肩膀是否有萎縮圓肩?

日常裡,看手機、看書、揹太重包包,斜方肌處於長期受力的狀態,會使得斜方肌發達,影響了我們的肩膀跟肩頰骨太過往前,看起來駝背、含胸、沒自信也相對有點壯碩感。

檢視的方式可以透過站立時自然把雙手垂放在雙腳外側,這時候觀察你的肩膀是否往前傾?掌心是自然朝向在大腿外側還是朝向雙腳後方呢?

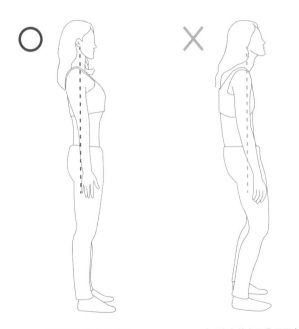

手臂位在耳朵正下方　　　　　手臂沒有位在耳朵正下方

背部是否駝背？

　　從後腦勺與頸部是否呈現一直線來觀察，當身體位移走樣，你的背部會萎縮，變得緊繃並且拱起，使得腹部肌膚表面也會出現皺摺，呈現宛如游泳圈的樣貌。

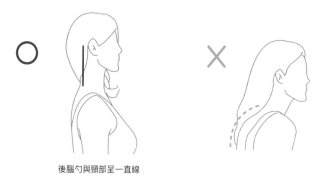

後腦勺與頸部呈一直線

腰部是否有過度擠壓造成後傾？

　　正確體位是腹部比胸部凹陷，走位的腹部會比胸部來得凸出，使得腰椎過度擠壓後造成腰痛。

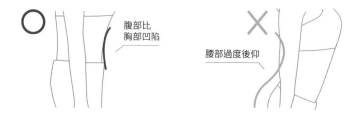

腹部比
胸部凹陷

腰部過度後仰

　　人們普遍認識到好看的外表對於留下良好的第一印象至關重要。然而，外在形象的重要性遠不僅止於體重的輕重，更在於體態的展現。就算一個人體重處於理想範圍，但如果姿態駝背、神情無生氣，無論多瘦，都會給人一種沒有精神、顯得老態龍鍾的感覺。

　　我記得有一位學生曾向我分享她在接受健康檢查後長高了 1.5 公分，這絕非不可能的事情。這個例子提醒了我們，保持良好的姿態和健康的生活習慣可以對身體產生積極的影響，甚至可以改變一個人的身高喔！

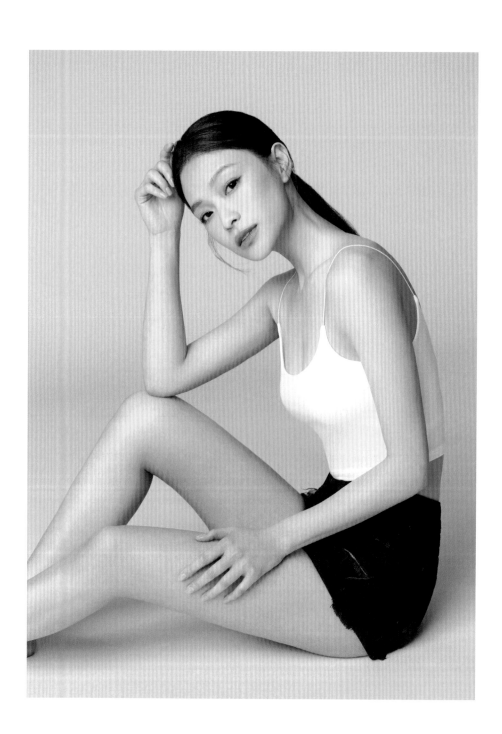

03

肌肉的重要

　　肌肉不僅是體能活動的基礎，也是健康生活的核心。肌肉的作用不僅止於走路或提拿物品；它影響整體健康與日常生活的能力。隨著年齡增長，肌肉質量和力量會逐漸流失，這種現象稱為「肌少症」，影響各年齡層，特別是那些飲食不當和缺乏運動的人。肌少症導致的肌肉質量、力量和功能顯著下降可能嚴重限制行動能力和生活質量。

　　坐著的壓力通常是站立的 1.4 倍，尤其是對於長時間久坐的上班族來說。不運動會使血液循環受阻，核心肌群功能喪失，容易造成椎間盤突出等問題。此外，不當的減肥、營養不足、荷爾蒙失衡也會增加肌少症的風險。根據世界衛生組織的建議，可以使用小腿圍作為肌肉量的一個測量指標。

　　鍛鍊肌肉不僅有助於保持體型，還可以強化骨質密度，預防骨質疏鬆，增強關節周圍的小肌肉以穩定關節並預防傷害。強健的肌肉群能夠提高新陳代謝，增進血液循環，並促進生長激素的分泌，達到抗衰老和增加活力的效果。規律的重量訓練和肌耐力訓練能夠增加肌肉量，改

善荷爾蒙分泌和神經肌肉系統的活躍程度，促使蛋白質合成，提升肌肉質量。

　　進行肌肉訓練時，感受到肌肉的微痠是達到訓練效果的指標。同時，維生素 D 的攝取對肌肉和骨骼健康同樣重要，它可以透過曬太陽合成，幫助鈣質吸收，防止骨質疏鬆。蛋白質應在一天三餐中均衡攝取，以支持肌肉修復和生長，避免過度集中於一餐對腎臟造成負擔。

　　改變長時間久坐的生活習慣是必要的，因為它顯著增加了肌少症的風險。每坐一小時後短暫活動可以激活肌肉和促進血液循環。此外，健康的肌肉對防止糖尿病、高血壓和心血管疾病等慢性病也有重要作用。良好的肌肉狀態能提高含氧量，提升新陳代謝，有效燃燒脂肪，避免肥胖。

　　肌力是肌肉在收縮或伸展時產生的力量大小，而肌耐力則是肌肉持續產生力量的能力。適當的肌耐力訓練和重量訓練不僅可以增加肌肉量，特別是大腿和臀部的肌肉，也能改變荷爾蒙分泌，增進神經傳導效率，預防運動傷害。保持每週至少三次的訓練，每次至少 10 到 30 分鐘，是保持肌肉健康和活力的關鍵。

　　攝取足夠的蛋白質對於肌肉的修復和減緩肌肉流失至關重要。應在運動後 1 小時內補充蛋白質，以支持肌肉組織的修復。維持肌肉健康不應等到老年才開始關注，而應從年輕時就注意肌肉訓練和營養攝取，以保持終生的活力和健康。

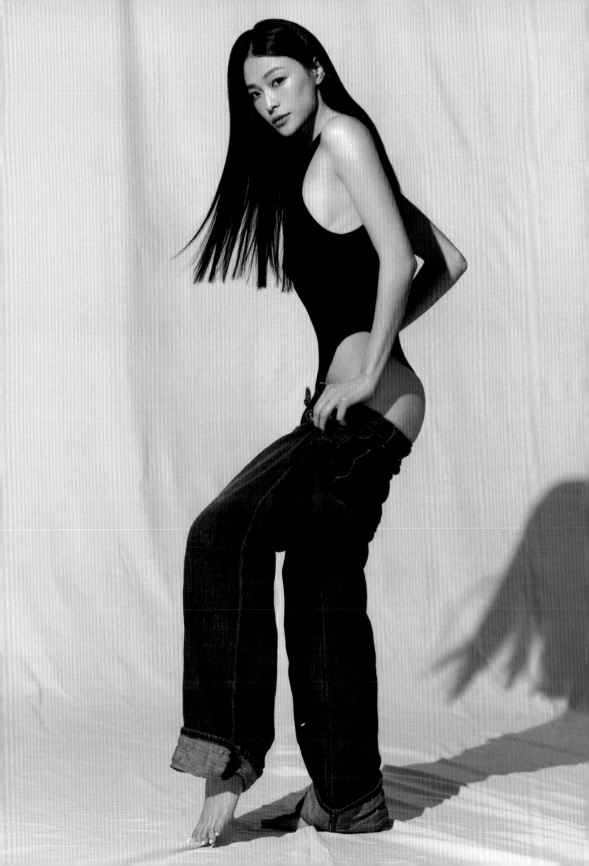

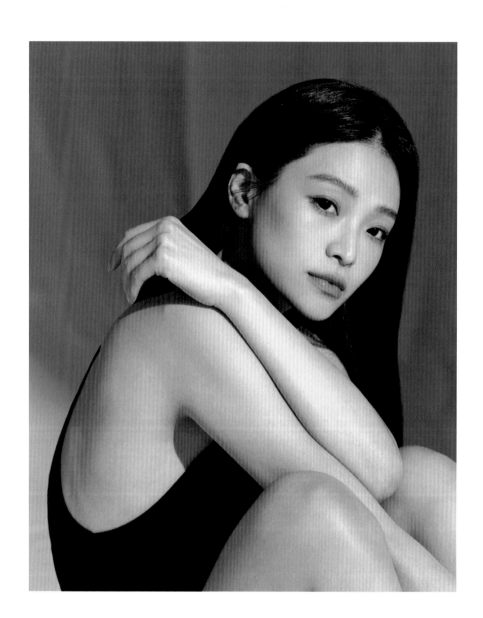

04

讓「皮拉提斯」強化核心肌群，
全身線條更緊實

　　強化核心肌群，不僅可以塑造更緊實的身材，更能提高全身穩定性和平衡感。核心肌群位於身體中心，包括腹部、腰部、背部和骨盆底肌群，就像一道隱形的馬甲，支撐著脊椎，穩定姿勢。我喜歡叫學生想像自己身上好像穿了一件隱形的馬甲一樣，整個從身體的兩側包覆著你的橫膈膜以下環繞著你的腰部、腹部、背部一直到骨盆底之間來說明，並且讓大家更能感受身體肌肉那層層包圍的感覺。或者我們也可以想像自己是一棵大樹，手跟腳就是「肌力」跟「肌耐力」的樹枝，每天承受著外力被風吹著拉扯著，而核心肌群就像樹幹一樣抓穩我們身體的底座，扮演著穩固你身體脊椎的角色。

　　核心肌群深層肌，分別是：橫隔膜、腹橫肌、骨盆底肌、多裂肌。

　　橫隔膜：是負責我們呼吸的最主要的肌肉，當我們在強調核心訓練時，也會常常提醒要呼吸，不憋氣要配合著你的呼吸做動作。

腹橫肌：水平方向連到我們身體的中線就像是一個隱形的馬甲一樣，收縮時會像腰帶束緊一樣把肚子及腰往中間內收。可以穩定腰椎跟骨盆。

　　骨盆底肌：支撐著腹腔與骨盆腔中的內臟。對女性來說訓練骨盆底肌還有一個重要的功能是幫助生產更順利。

　　多裂肌：在脊椎旁可以幫助背部及脊椎穩定。

　　核心肌群位於人體軀幹中央，它在橫膈膜以下環繞著腰部、腹部、背部一直到骨盆底之間的一段肌群構造由不同部位的肌肉所組成的，能保護我們的關節避免運動傷害，也具有保護身體內臟提高身體內壓。簡單來說，穩定腰椎還負責保護我們脊椎的肌肉群，並提供脊椎足夠支撐力的肌群都稱為「核心肌群」。

　　由於它分布在兩肩、脊椎、骨盆三帶，如同一個「工」字一樣。一般來說，我們的身體平時都有慣性的一邊，因此身體的這個「工」字型很難會是端正的。這時我們就可以透過練習核心肌群的過程中去意識到自己使用肌肉的方式，來做身體的調整。核心肌群能幫助你在運動時穩定好動作姿勢，如果沒有穩定的核心可能會導致最常見的「骨盆前傾」，無力的核心還會壓迫我們的腰椎造成下背疼痛的問題！

　　我們的脊椎對我們來說有多重要，相對的核心肌群就有多重要，核心肌群算是很深層很深層的深層肌，不同於平時我們健身運動時表

面觸摸可以感受到的淺層肌。這幾年越來越多健身教練找我上皮拉提斯的課，你們一定也很好奇他們都是健身教練了，平時的健身器材做重量訓練都讓教練們擁有足夠的肌肉量練出出色的肌肉線條，為何還需要上皮拉提斯！？不用懷疑，我也曾經好奇的問過他們一樣的問題。才得知在重量訓練的的過程中有時在加重器材練習時會感到身體的不穩定，在不穩定狀態下連續動作或是讓自己用蠻力完成動作會導致偶發性的拉傷或發炎的情況發生。尤其像是一些男生容易特別著重練習自己在意想強化的部位，胸肌跟腹肌、手臂，但是卻忽略了背部肌肉，反而讓身體呈現拱背聳肩，莫名地導致身形駝背無力，肩頸緊繃反而造成壓迫肺部造成胸悶，呼吸時常急促不順暢。擁有壯碩的肌肉線條並不代表核心肌群的力量就會很強大，他們練的是重量，肌肉量一定夠，肌力也有它一定的強度，但運動做得「重」不代表一切。

　　許多核心肌群的動作感覺起來好像看起來很輕鬆也無法立即看到效果，但是在整個運動的過程中其實是在訓練很深層的肌肉，尤其在你放慢速度做動作時可以感受到那深層肌肉的鍛鍊，是由底層的深層肌肉發力讓你完成動作。如果你有長期練習核心肌群的運動一定會感受到那個效果是很紮實很長期的，並且在做其他運動時會明顯感受到自己身體的質量穩定度跟以往也有所不同。

　　靠皮拉提斯的訓練強化核心肌群，能讓自己最底層的肌肉像蓋房子一樣基底做好了，再配合重量訓練讓淺層肌跟深層肌同時內外鍛

鍊，能使線條緊實漂亮，也不易消失！

核心肌群不像重量訓練一樣需要採用重量來做鍛鍊，要的是你靠肌肉的力量支撐身體，穩定的去做所有的重複性動作，並且創造出肌肉的耐力。所以現在越來越多健身教練喜歡透過皮拉提斯來訓練「質」，而平時的重量訓練的加重可以訓練「量」。質量的平衡是一個很重要的重點，身體肌肉的美就是這個質量的平衡所呈現出來的，對我來說每一個人對自己外在肌肉要求不同，但是對深層肌肉的需求我想會是一致的。

核心肌群對身體還有一個很大的幫助，就是平衡。尤其是練習做瑜伽的一些單腳站立動作時，完全都是靠著核心肌群的力量，感受到身體的穩定及動作姿勢的平衡，還有練重量訓練時拿重的器材時，確保身體穩定不失衡、跳舞時當下的蹲起那一瞬間，也不會因為短時間的爆發力讓自己反應不來。

看到這裡就知道練習「核心肌群」有多重要了吧！核心肌群可以說像是我們身體肌肉群的心臟一樣，只要它有足夠的力量，就可以支撐著我們任何動作，並且不會讓脊椎、腰椎承受到太大的壓力而受傷。

所以在這本書的運動設計裡，我帶入了相當多針對核心肌群鍛鍊有幫助的運動，相信大家只要跟著做，一定能看到緊實的效果。

05

從放鬆到緊實——
拉筋改變你的肌肉線條

　　運動以外，拉筋的重要性不容忽視。我們的身體由相互連接的肌肉、骨骼和關節組成，經過一段時間的鍛鍊後，肌肉和筋膜承受的壓力需要相應的放鬆。否則，即使肌肉強壯，過度的僵硬也會妨礙運動表現。對我來說，拉筋不僅讓肌肉放鬆，還讓我感受到肌肉變得更加修長。這種全身的練習有助於提高身體的整體協調性和動作流暢性，這些都是塑造緊實肌肉外觀的重要因素。

　　我也曾經討厭拉筋，上課時總覺得時間漫長且痛苦。所以，深知每個人拉筋時的掙扎——面部表情猙獰、呼吸急促，身體在緊繃處抖動不已。特別是在冬天，筋骨繃緊，遇到要求快速進步的激進教練，更是難以忍受。但這些經歷教會了我，適當的拉筋方式及適應個人的教練，可以讓拉筋變得舒適和放鬆。

　　如今，隨著自媒體的發展，許多來自台灣或國外的拉筋教學影片隨手可得。只需花個十分鐘，早中晚做幾個簡單的拉筋動作，便能

減少疲勞，讓身體更加柔軟，緩解下半身腫脹或常見的腰背痛。

　　拉筋的好處不僅止於放鬆。定期進行拉筋可以使肌肉線條更加緊實和有形。肌肉和筋膜長時間使用而不進行適當的放鬆會逐漸失去彈性，變得緊繃。這不僅會壓迫血管，影響血液流動和氧氣輸送，還可能導致肌肉僵硬，甚至影響到骨骼和關節的正常功能。

　　而且，很值得關注的一件事是，拉筋不僅有助於放鬆過度勞累的肌肉，還能增加肌肉的柔韌性和長度。這一點對於肌肉的外觀和功能都有顯著的影響。當肌肉過於緊繃時，它們的運動範圍受限，這不僅會影響到日常活動的效率，還可能導致肌肉看起來短小和緊縮。透過定期拉筋，肌肉的長度和彈性得以保持，這讓肌肉能夠維持在一個更緊實、更有形的狀態。

　　此外，當肌肉拉伸和放鬆後，血液循環將得到改善，這有助於更有效地運送營養到肌肉組織，同時促進代謝廢物的排出。這一過程不僅能幫助肌肉恢復和成長，也能降低體內不必要的脂肪累積，讓我們能擁有更緊實的體態。

　　拉筋還能增進整體的肌肉協調和平衡，這是因為當你進行拉筋時，你不僅是在伸展一個特定的肌肉群，而是在涉及到多個肌肉群和關節的協調動作中進行全身的運動。這種全身性的伸展有助於提高身體的整體協調性和動作的流暢性，這些都是塑造緊實肌肉外觀的重要因素。

　　對於力量訓練愛好者來說，拉筋也是不可忽視的部分。在進行重量訓練之後，肌肉會感到疲勞和緊繃，這時進行適當的拉筋可以幫助肌肉放鬆，減少肌肉疼痛和僵硬的風險，同時確保肌肉在下一次訓練中能夠達到更好的性能。

　　最後，拉筋對於維持良好的體姿也非常重要。良好的體姿不僅影響外觀，更是健康的關鍵。透過規律的拉筋來保持身體各部位的適當對齊，可以避免因不良姿勢導致的肌肉失衡和應力集中，從而保持緊實和均衡的身形。

　　總之，對於那些追求緊實、美觀肌肉的人來說，拉筋是一項極為重要的鍛鍊。它不僅提升肌肉的功能性和美觀度，還有助於促進身體健康和提高運動表現。因此，在你的健身計劃中融入拉筋，將為達

到你的美體目標提供重要的支持。

我喜歡運動後進行瑜伽伸展，這不僅有助於我了解自己的身體狀況，還能達到心靈的平和。這些簡單的體位法不僅限於瑜伽墊，它們的恢復和修復作用可以延伸到生活的各個方面。

在課堂上，我鼓勵學生放下一天的情緒，透過音樂和呼吸來調整心態，「從零開始」。這種態度不僅限於瑜伽或拉筋，它應該成為生活的一部分，鼓勵自律而不是放縱。

「拉筋」是一件隨時隨地不設限地點都可以執行的事，只是看你想不想，而不是能不能？設定一個目標，像是把自己的腳能在拉筋當下打直，或是進行伸展腿後側的動作，或是開胸伸展讓自己不駝背，給自己慢慢地前進完成它， 你會發現除了肌肉線條修長之外也會變得更加有彈性。

【拉筋停留的小秘訣】

1.拉筋的次數不是重點，動作正確才是更重要的。每次需要配合著你的呼吸，放慢動作，至少停留 3 ～ 5 個呼吸，當作是傳達給身體接受訊息。

2.越緊繃的地方不要越逃避，試著讓自己吐氣吐得深、吐得長，像是把自己的呼吸送到你緊繃的位置後，透過呼吸的能量把它釋放開來。

3.讓動作熟練之後再變化你的內容，加深你的動作角度，打破你身體的慣性。

4.身體累的時後不去過度勉強，在身體可接受的範圍內試試再堅持多做 3 次，超越上次才能讓自己再進步一點點，每一次運動後的瑜伽伸展，不僅僅是一種肉體上的恢復，更是一種靈魂的撫慰。這種體位法的練習，能夠讓人們更好地理解身體的運作，並透過對肌肉和關節的深入認識，增進整體健康。

生理期後是我的黃金減肥週

我們常常會聽到，生理期來前會嘴饞，或是生理期時吃東西不會變胖！還有人會因為生理期前情緒易怒、疲累、頭痛、拉肚子等等，各式各樣的狀態都有，每個人因荷爾蒙和雌激素的變化所產生的反應都會大有不同。

我就是那個生理期來臨前一週會像大胃王附身，胃就像個無底洞一樣瘋狂地想吃東西，除了睡眠時的我，其他時間無時無刻肚子一直填不滿、嘴饞的人！

生理期前屬於黃體素期的時候，我們雌激素下降的關係導致讓我們產生對飲食的渴望，這時候通常我會給自己分四個階段來分配我的飲食及運動的內容：

【生理期前一週】

這段期間是容易產生水腫特別明顯的時期，除了肚子，連雙腳都會跟著腫脹。切記不要吃太鹹或太過辛辣的東西，因為這段時間皮膚的油脂分泌旺盛，所以通常也是我的痘痘、粉刺出動時期。飲食方面我會多攝取富含鉀離子的食物，補充維生素 B 和增加鈣質，像是核桃、豆腐類、牛奶、豆漿、波菜、藍莓、香蕉、蜂蜜水。

飲品我會準備黑糖薑茶或桂圓紅棗茶當做子宮的溫補，讓自己在白天喝，可以防止我生理期來時想拉肚子的感覺。運動方面會避免過度重量的訓練，練習會以皮拉提斯搭配彈力帶及瑜伽伸展拉筋為主。

【生理期的開始】

　　生理期的當下我會去感受自己的身體狀態來安排整天的行程選擇合適的運動給自己，如果你的身體感受疲乏或累累脹脹的，沒精神或是會頭痛的人，就請你讓生理期開始的前兩天好好的休息不要運動，不讓自己過度緊湊的過生活。因為體內的黃體素下降，身體會特別無力，就不要過度給身體增加壓力，在月經來的這一週我會吃得清淡為主，多補充體內所缺乏的水份及鐵質跟高鈣的食物，例如：酪梨、堅果、起司、豆腐、黑木耳、芝麻、地瓜葉、深綠色蔬菜、含鐵的紅肉或瘦肉可助於紅血球的製造及提升體力。絕對不要在這段期間減肥跟熬夜，以免讓身體更加虛弱，在生理期期間不要吃油炸辛辣太上火的東西像是薑母鴨、麻油雞，多喝水避免冰冷的飲品，白天除了水，我一樣會喝黑糖薑茶當飲品。運動方面前三天不要做重量訓練及高強度的跑跳，避免讓骨盆高於心臟的動作跟姿勢，可以讓身體做簡易的瑜伽拉筋伸展，在生理期第四天後再慢慢開始把有氧跟輕重量訓練帶進來。

【生理期後的一週】

　　這週也有人稱為身體的修復期，是賀爾蒙的高峰期，新陳代謝

最快的時候，對我而言是黃金代謝（減肥）週，我會把握在這一週把平常的運動量加倍在這一週去做鍛鍊，然後這一週也把它當作是保養補給週，總覺得新陳代謝最好的一週肯定會讓保養品滿滿吸收在臉部、身體、頭髮上，所以這週外在的保養也不能輕忽喔！因為上一週的經血流失過多，這一週我們更加需要補充優良蛋白質來修復子宮內膜，還有鈣質、鐵質及高纖蔬菜跟高維他命C的水果，例如：魚、雞蛋、豆類、牛奶、豆漿、紅棗、桑椹、葡萄、奇異果、草莓、櫻桃。

運動方面我會在運動前讓自己喝一杯黑咖啡增強我的心率、提高我的代謝率，並且天天鍛鍊！一週會找一天加入舞蹈或是網球、拳擊、飛輪、跑步等等，當作是有氧運動，然後搭配皮拉提斯訓練跟瑜伽伸展，運動每次我會維持在一個半小時左右，可以讓我的身體更感受到每個部位鍛鍊的狀態。

【生理期後的第二週】
這一週就是排卵期週，雌激素下降黃體素分泌開始慢慢增加，有些人的皮膚和精神就會開始不穩定，在飲食方面建議可以多補充高纖蔬果和無調味堅果及黑芝麻、黑木耳還有維他命B、維生素E，而運動方面我會在這段時間跟上週一樣的規律運動，至少一週三次每次維持在 1 至 1.5 小時。

有關於生理期來臨前後這四週的分享內容不是絕對，但都是我

的生活經驗分享提供給大家。我們每個人的生活作息和身體狀態不一樣，效果可能也會不同！希望大家可以藉由這四個週期，在不同階段透過身體的激素變化，留意飲食內容、營養攝取均衡及維持良好生活作息來搭配運動，相信一定會讓自己有完美的體態！

推薦可以在生理期做的伸展運動：束腳式、快樂嬰兒式、鴿式、花環式。

03

優雅，卻深層有效的—

緊實運動

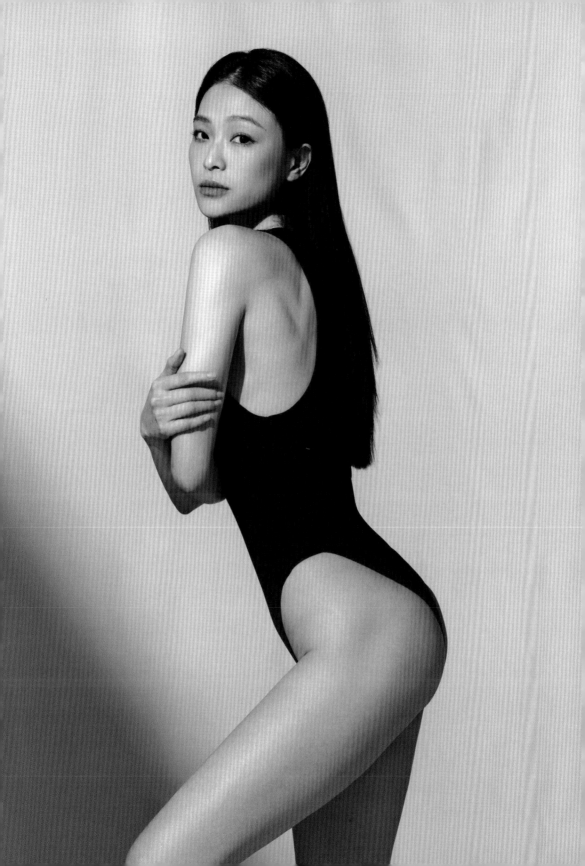

1. 百式 The hundred

緊實腹部 & 鍛鍊強化心肺呼吸

1 躺姿預備雙腳彎曲與肩同寬。

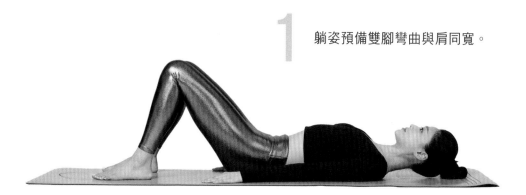

2 吸氣帶起上半身，肩膀離地，雙手延伸在大腿左右兩側，肩胛骨的最低點不離地，才能保持你的背部穩定，下背貼穩地板，視線看向腹部，吐氣上下輕拍 10 下（吸氣拍 5 下，吐氣拍 5 下）一共 10 次來完成 100 下。

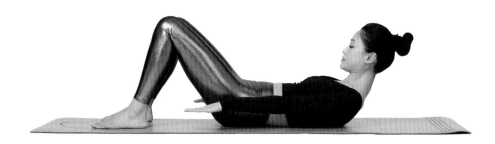

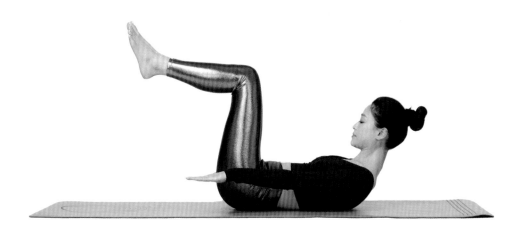

3 身體穩定的人試著帶起雙腳彎曲 90 度做動作。

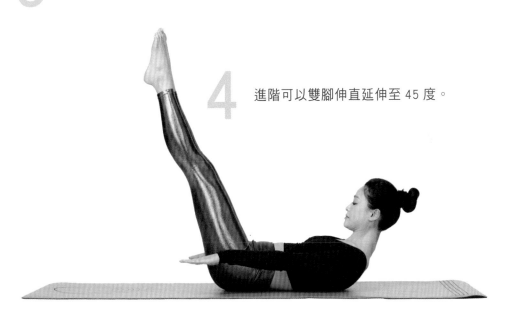

4 進階可以雙腳伸直延伸至 45 度。

Tips 剛開始運動的你，可以先讓雙腳踩地骨盆寬，肋骨內收穩定下腹部貼向地板做動作，呼吸方式讓自己深吸一口氣，短短吐兩口氣＊15 下 /3次（口訣:吸吐吐）如果覺得用到脖子力量，可將一隻手放在頭後方托住頭部，以單手手臂拍擊。

NG! 脖子出力後仰，下背離地懸空。

2. 仰臥超人式 Reserve Bird Dog

非常適合核心肌群比較弱常常會脖子出力的初學
著做練習。

1 躺姿，四肢同時帶向天花板方向
保持腹部內收下背骨盆穩定。

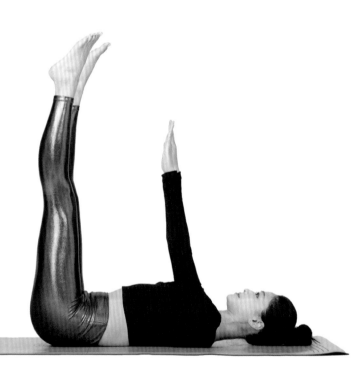

2 吸氣右手向後，左腳同時向下，手腳保持不落地，上方手腳穩定往天花板延伸，動作過程保持核心穩定，下背不懸空、不聳肩。
吐氣，腹部的力量內收下壓，帶領手腳同時往上，回到預備位置，換邊。

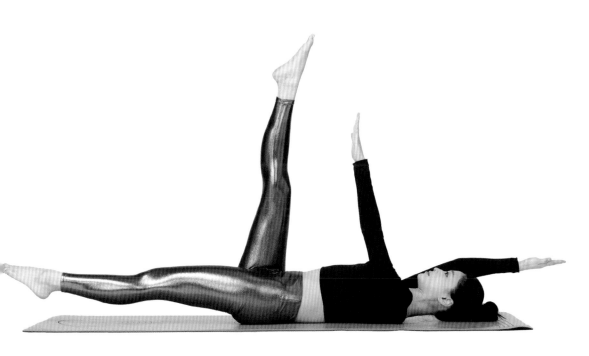

Tips 做動作時，如果上方腳伸不直，可以彎曲90度做動作，避免下背腰部懸空。

3. 跪姿撐體 Bird Dog

**強化脊椎周圍的腹橫肌、下背肌肉、
鍛鍊身體平衡力。**

1 四足跪姿在地上,肩膀跟手腕對齊,
膝蓋與骨盆對齊像一張桌子一樣。

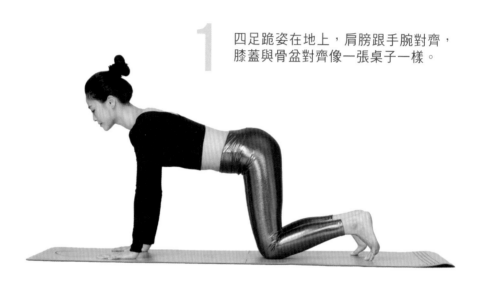

2 吸氣右手伸出,左腳向後帶起,身體
呈現一直線保持平衡不讓骨盆傾斜。

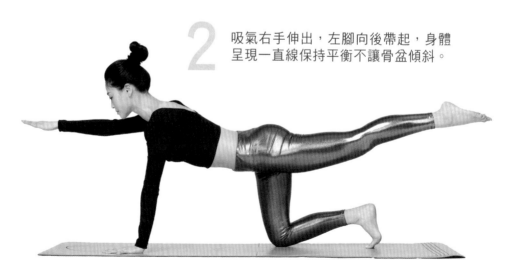

3 吐氣腹部內收，掌心推地將手腳往中間靠近帶向腹部。

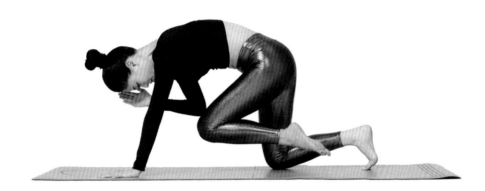

4 來回 10 次，動作過程想像自己吸氣把身體延伸向外，吐氣將身體縮小，去感受肌肉收縮力量。

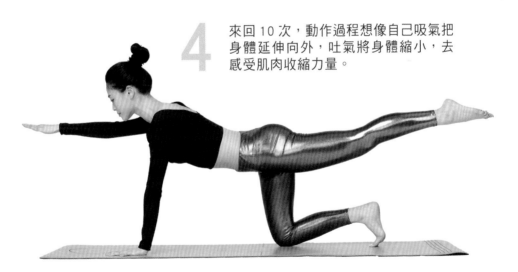

Tips 1.動作過程中保持腹部內收，不要讓身體的重量沉向地板的手腕跟膝蓋，眼睛視線朝墊子前端，不掉脖子、保持呼吸暢通。

2.手腕膝蓋疼痛者不建議做。

4. 單腳拉伸 Single leg stretch

鍛鍊腹肌增加脊椎捲曲能力，幫助骨盆回正。

1 躺姿預備，穩定骨盆下背貼地。

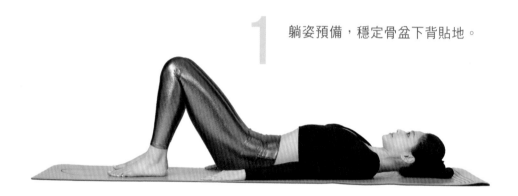

2 右腳彎曲膝蓋靠近胸口。

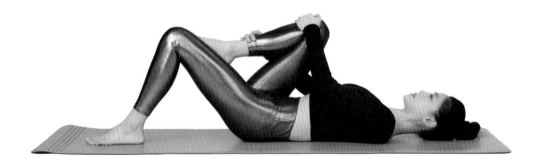

3 左腳 45 度向前伸直，右手扶腳踝左手扶膝蓋，腹部內收吸氣帶起上身視線看向腹部，骨盆穩定來回換腳。

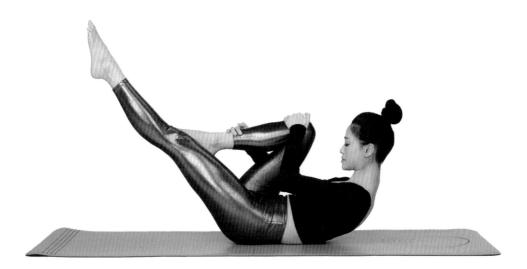

Tips 做動作過程肩膀放鬆不聳肩，伸直的腳不低於骨盆高度。

5. 雙腳拉伸 Double leg stretch

緊實強化腹部肌群及身體的協調訓練。

1 雙腳靠近胸口,雙手從外側環抱雙腳,視線看向腹部,肩膀離地腹部內收保持下背貼地穩定身體。

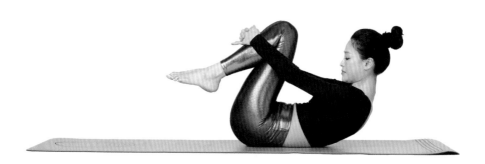

2 吸氣手腳向外延伸,保持肩膀不落地,雙手往頭頂方向延伸。

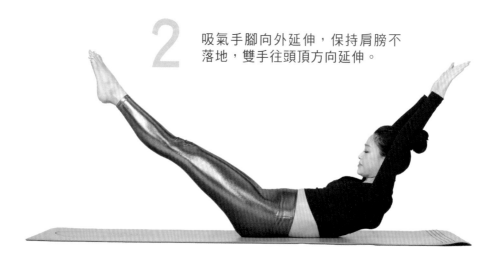

3 吐氣手向外畫一個大圈雙腳同時收回，讓身體回到像一顆球的狀態，配合呼吸來回 5 ～ 8 次。

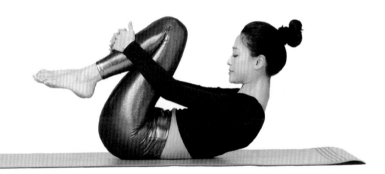

Tips 做動作過程避免下背部離地，視線都看往腹部，不抬頭也不後仰，減輕脖子的負擔，肩膀放鬆不聳肩，有控制的配合呼吸去完成。

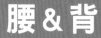

1. 腹斜肌下捲 Oblique Roll Back

強化腹斜肌的動作，以大腿骨支撐骨盆挑戰
維持脊椎 C 曲線的能力。

1 吸氣脊椎延伸預備，腳掌貼地雙腳與臀部同寬坐穩，雙手延伸
打直在肩膀高度。

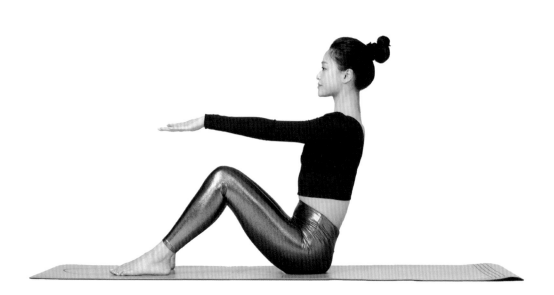

2　吐氣，讓身體向後，同時帶著手向側邊旋轉，保持雙手延伸力量，
　眼睛視線跟著手往後看往手的方向，吸氣帶回後方手，坐正讓身體
　轉回預備位置再換邊。

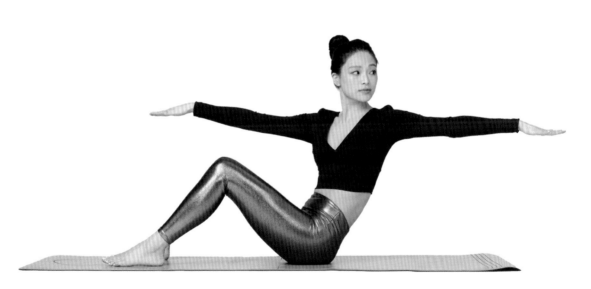

Tips 椎間盤突出不能做，核心不穩定者，可雙腳夾瑜伽磚或是抗力球做輔助。
身體後捲的當下大腿內側擠壓小球，增加下半身阻力來穩定骨盆。

2. 泳式 Swimming

緊實背部，並且活動肩頰肌群的鍛鍊。

1 趴姿雙腿與骨盆同寬，雙手與肩同寬延伸過頭，大腿稍微向外旋，腳背放鬆腳尖延伸。

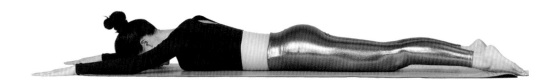

2 吸氣腹部內收保持骨盆、腰椎穩定同時帶起右手左腳，手腳拉長背部力量，帶起胸口平視地板，停留一個呼吸，換邊。

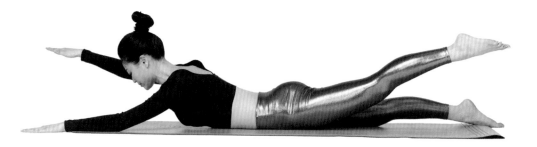

3 各做四次後，四肢同時延伸抬高帶離開地板，下半身不
動骨盆穩定雙手彎曲做夾背間外展。

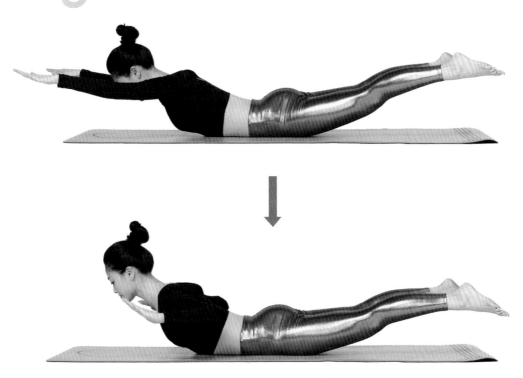

Tips 腰椎受傷的人不要做。進行動作過程中視線平視地板不讓脖子用力抬起。

3. 十字交錯轉體 Crisscross

雕塑腰部緊緻腹斜肌及背部旋轉的活動度，挑戰骨盆的穩定性和核心的控制力。

1 仰躺，雙手放頭後方。

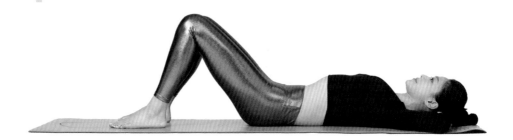

2 吸氣帶起身體視線看往腹部方向，雙腳來到 Tabletop。

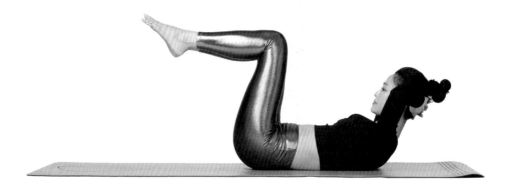

3 吐氣讓身體從腰、腹部去做轉動，轉向左邊，左腳彎曲右腳往斜上方伸直，讓手肘跟膝蓋靠近，兩腿需在一條斜線上做滑動。

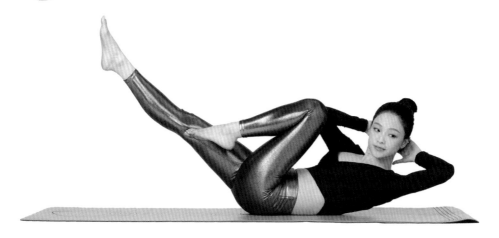

4 吸氣回正吐氣換邊。動作配合呼吸有控制來回 5 ～ 8 次。

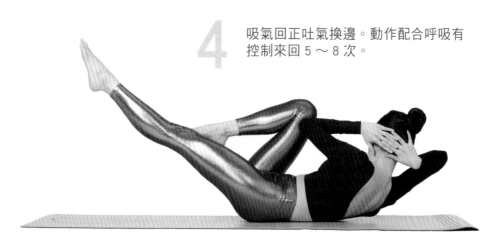

Tips 頸椎受傷著不適合做。先穩定兩側髖部不晃動，保持肘關節往外打開不夾頭做動作。

4. 跪地左右碰地

緊實側腰，拉伸脊椎兩側肌肉。

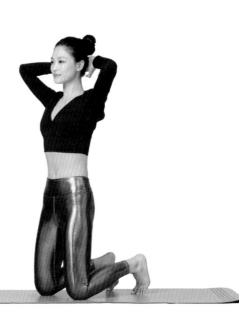

1 雙腳與骨盆同寬跪姿預備，雙手在後腦，手肘左右打開，脊椎延伸，保持身體的平面。

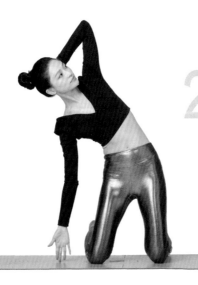

2 身體保持平面，做動作不拱背，側彎讓右手碰地，眼睛視線看向天花板。

3 側腰的力氣帶回預備位置換邊，配合呼吸做左右為一下，做 10 下，一共 5 組。

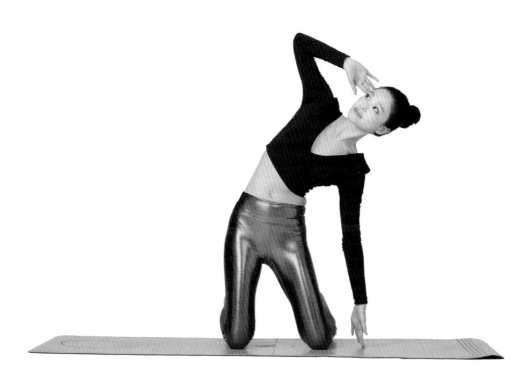

Tips 膝蓋關節疼痛受傷的人不要做。

5. 跪姿側夾腹 Kneeling oblique crunch

緊緻側腰並且訓練身體的平衡與穩定。

1 側跪姿右腳跪地左腳伸直，右手支撐在地與肩對齊，左手叉腰保持身體平面。

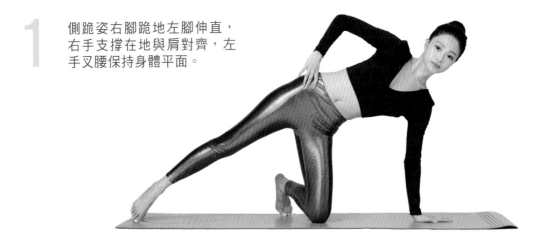

2 吸氣帶起左手左腳保持平衡，下方右側腰力量上提，不把重量壓在關節上。

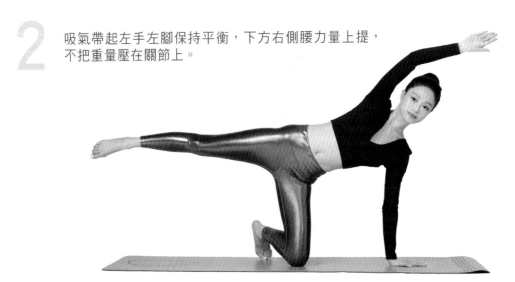

3 吐氣側腰力量把手腳從外往內夾，感受腹直肌‧腹外斜肌收縮。

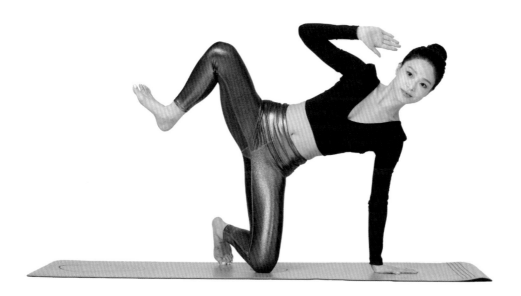

Tips 手腕及膝關節受傷不要做。

1. 消防栓式踢腿畫圈
Fire hydrantscircle

改善髖關節活動度及腰椎的穩定性並強化臀大肌。

1 四足跪姿預備，膝蓋在臀部正下方，手腕放在肩膀下方，保持腹部內收不讓身體重量壓向手腕肩膀放鬆背打直。

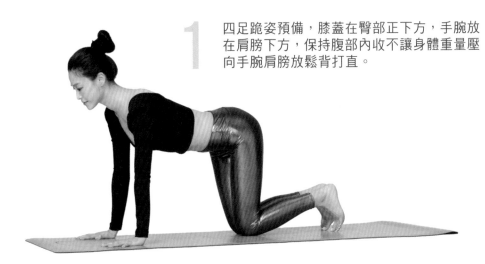

2 保持腰部骨盆重心穩定，右腳 90 度向外打開意識到臀部肌肉和大腿外側出力開合 10 下。

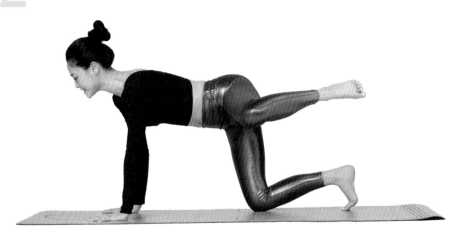

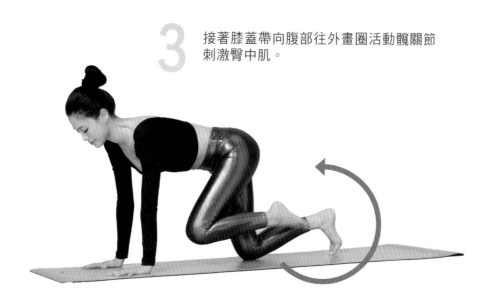

3 接著膝蓋帶向腹部往外畫圈活動髖關節刺激臀中肌。

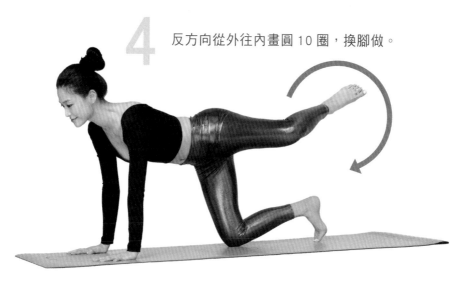

4 反方向從外往內畫圓 10 圈，換腳做。

Tips 整個動作應該從臀部開始和結束，動作過程腹部內收重心穩定上半身保持重心不搖晃。

2.臀橋 Bridge

**強化臀部、下背部、大腿後側肌群，
鍛鍊軀幹穩定性。**

1 仰躺，雙腳彎曲與骨盆同寬膝蓋腳跟對齊，掌心朝下，
吸氣擴張你的肋骨、背部預備。

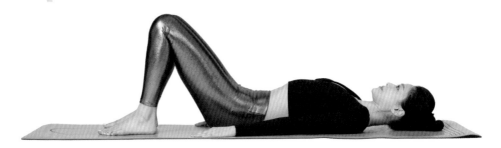

2 吐氣臀部發力腹部內收帶起骨盆離地，大腿前側延伸到膝蓋方
向，肩膀左右打開壓向地板背離地，肩膀、骨盆、大腿呈一直
線在這裡做停留。

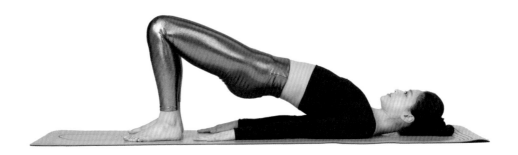

3 進階可以讓我們的臀部上下 10 ～ 15 下／3 組。穩定的人可以挑戰看看變化式，踮起你的腳跟維持腳跟、骨盆高度來做臀推上下這個動作。

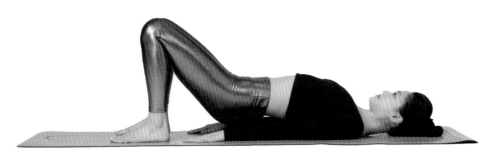

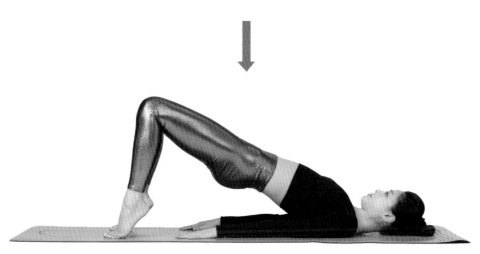

Tips 避免做動作過程頭部往後仰、聳肩。

3. 蚌殼式開合 Clam Shellss

臀中肌的訓練使臀部圓潤飽滿，並改善下背痛及
強化薦髂關節避免磨損。

1 側躺雙腳彎曲併攏，吸氣預備。

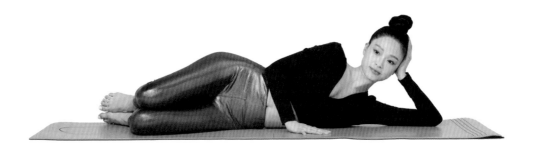

2 吐氣，腳跟對腳跟互相抵抗借力讓上腳膝蓋打開往外轉，臀部
往內收，吸氣時慢慢併攏帶回開合 10 下／三組。

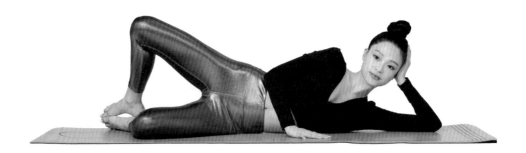

3 進階可將雙腳小腿離地，去進行開合的動作。

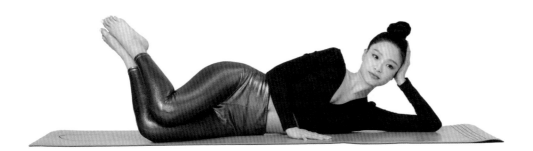

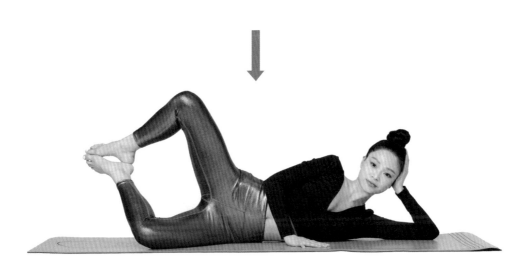

Tips 做動作時保持骨盆穩定不前傾或後傾，進階動作要穩定下腳，高度不落地。

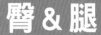

臀 & 腿

4. 大腿內側上提畫圈 Inner Thigh Lifts & Circles

訓練大腿內側，穩定髖部促進臀部肌肉的平衡。

1 側躺，可以將手支撐頭或躺在手臂上，上腳踩向身體前方穩定膝蓋與骨盆不搖晃，下腳拉回到臀部正下方，吸氣預備好姿勢。

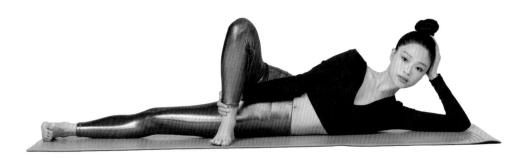

2 吐氣大腿內側力量帶起下方的腳上下 10 下。原地停留向前畫 3 圈，向後畫 3 圈。

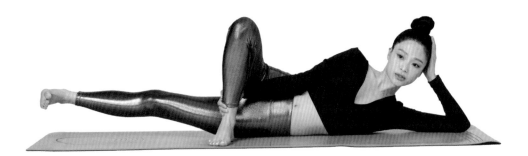

3 髖關節較緊繃可將上腳彎曲膝蓋著地做動作。

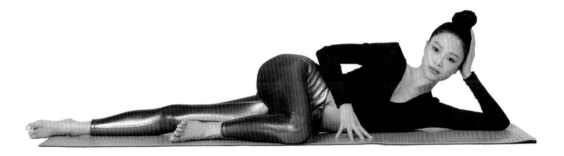

Tips 踩在胸前的腳掌膝蓋要往旁保持髖關節的穩定。

5. 拍打腳跟 Beats on Belly

可強化頸部後方一直到雙腳所有的肌肉群。

1   雙手交疊在額頭的下方，臉部朝下趴向地板，雙腳與骨盆同寬。

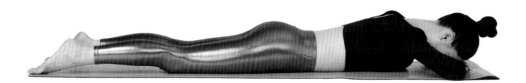

2   吸氣腹部內收保護下背，雙腳大腿拉長延伸到腳尖帶離地。

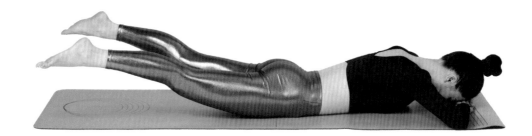

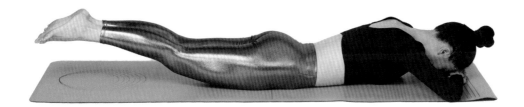

3 腳跟碰腳跟拍打 10 下，最後一下雙腳夾緊，停留 3 秒重複做三組。

Tips 如有背部腰椎疼痛不建議做此動作。過程切記腹部往脊椎方向收緊可以保護腰，避免擠壓腰椎。

1. 平板伏地挺身 Push-up Series

瘦手臂跟雕塑胸型是個高效率的全身燃脂動作。

1 從高平板撐的位置進入，讓手腕與肩膀垂直，
且身體呈一直線，核心、臀部穩定身體。

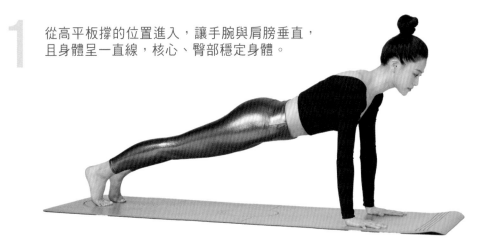

2 吸氣彎曲手肘上半身慢慢下降，手肘呈現 90 度垂直
吐氣腹部內收掌心推地背部穩定一直線的帶回到高平
板撐的位置，來回 5～10 下／三回合。

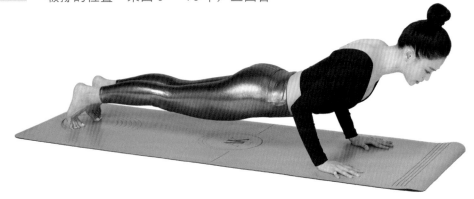

3 如果覺得吃力可以將雙腳膝蓋落地，膝蓋在骨盆
後方改為短的平板支撐做動作。

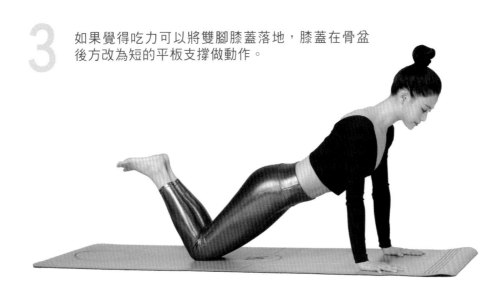

4 來回 5 ～ 10 下／三回合。

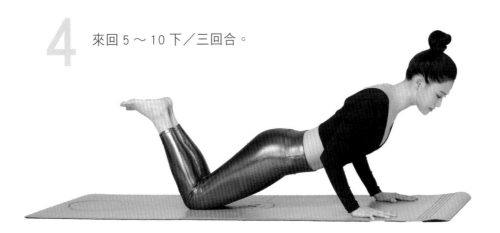

Tips 支撐時不要把身體的重量壓在手腕上，做動作的過程中避免翹臀或是讓
自己的腰部塌陷。

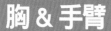
2. 反向平板 Reverse Plank

緊實手臂，活化肩膀、背部肌肉，擴展胸腔並改善駝背。

1 坐姿預備，雙腳伸直雙手來到身後，指尖朝向臀部手腕對其肩膀。

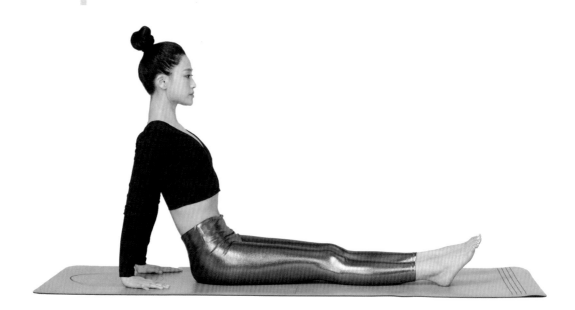

2 吸氣，腹部、臀部內收，從手臂、肩膀、脊柱與腿部發力穩定撐起，視線平視前方，配合呼吸做停留，肩膀不聳肩使脊椎保持自然的 S 形，想像自己的身體像木版一樣牢固有力，停留 10 秒／ 3 組。

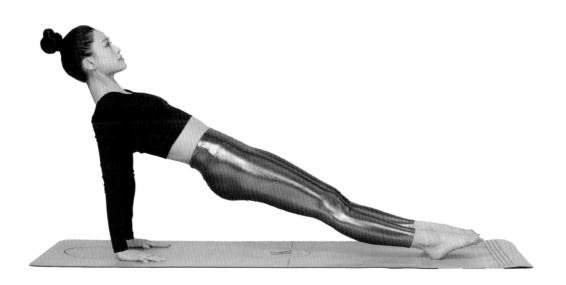

Tips 避免身體重量都壓在肘關節讓手臂微彎不要超伸，注意支撐時骨盆不塌陷，頭不要往後仰折脖子以免壓迫頸椎。

3. 側身推地 Band side to push

緊實強化三頭（掰掰袖）訓練，並拉伸側腰。

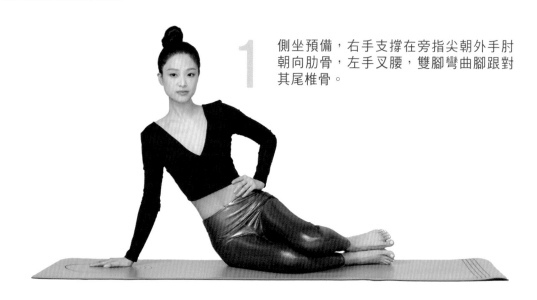

1 側坐預備，右手支撐在旁指尖朝外手肘朝向肋骨，左手叉腰，雙腳彎曲腳跟對其尾椎骨。

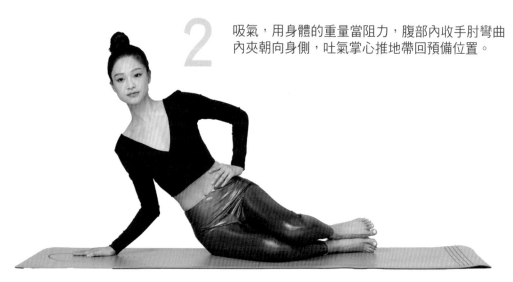

2 吸氣，用身體的重量當阻力，腹部內收手肘彎曲內夾朝向身側，吐氣掌心推地帶回預備位置。

3 進階讓上方手往頭頂方向延伸，增加阻力的強度。

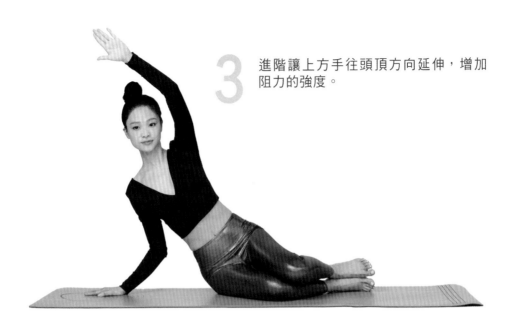

4 吐氣彎曲帶回，來回 10 下／三組。

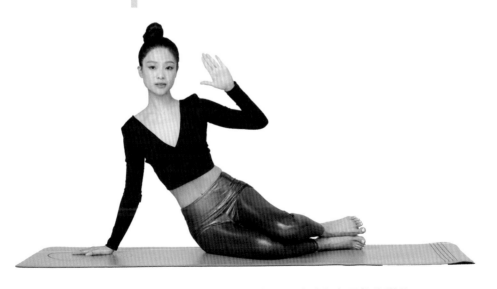

Tips 做動作時不聳肩，訓練的手，手肘內夾不往後彎曲。

4. 90 度升降開合

集中緊實胸部消除副乳也能緊實激活我們
三頭肌掰掰袖。

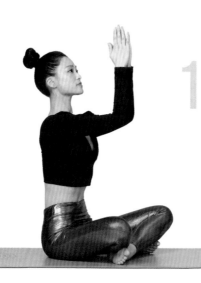

1 盤坐，雙手 90 度彎曲維持併攏，手肘高度跟肩膀對齊預備。

2 維持併攏雙手帶高上下 10 下。

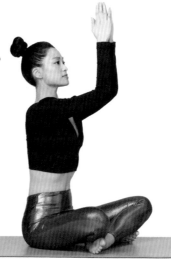

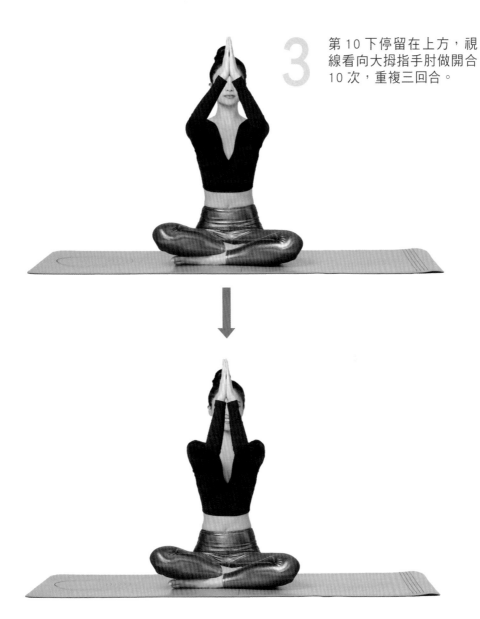

3 第 10 下停留在上方，視線看向大拇指手肘做開合 10 次，重複三回合。

Tips 做動作過程不讓自己聳肩練習，同時肋骨腹部內收保持下背放鬆。
如果掌心手掌無法同時併攏的人，可以以手肘碰手肘來做練習就好。

5. 掌上壓

訓練三頭肌緊實掰掰袖及改使胸型緊實變挺。

1 先來到趴姿，雙手在胸旁兩側手軸內夾緊貼在身旁不打開。

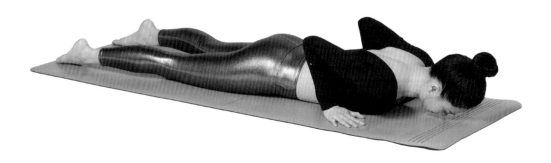

2 掌心輕推地帶起上胸，手肘保持內夾，肩膀遠離耳朵，上半
身力量為阻力向下壓不落地，來回 10～15 下／3 組。

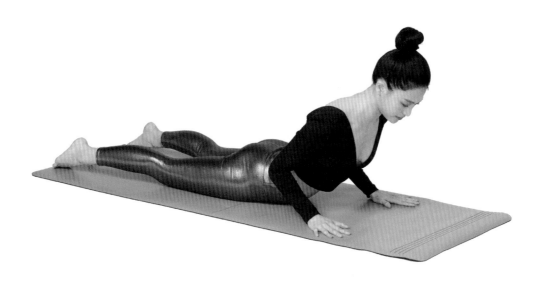

Tips 做動作時眼睛視線往斜前看不折脖子，過程掌心貼穩地板身體向下時
不要讓手軸往兩側打開。

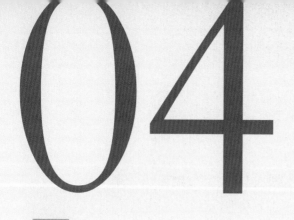

04

不同族群的
緊實運動

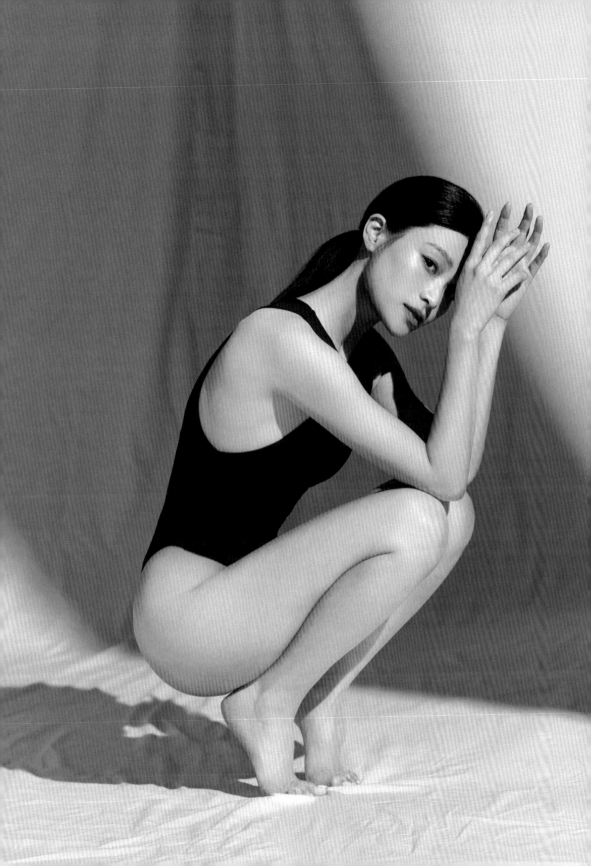

睡前伸展運動

在快節奏的現代生活中，我們經常被困在長時間坐著的辦公桌前或是彎曲的姿勢中。這樣的生活方式不僅對我們的身體健康造成了負面影響，還會導致姿勢不良和肌肉緊繃。

而，最簡單有效的解決方案就是伸展運動，它對於緊實體態的恢復和維護有著顯著的幫助。

首先，伸展運動可以幫助我們糾正不良的姿勢。長時間保持同一姿勢會使我們的肌肉變得緊繃，尤其是在頸部、肩膀和背部。透過伸展運動，我們可以拉長這些緊繃的肌肉，恢復它們的彈性，從而改善姿勢，使身體更加挺直。

其次，伸展運動有助於增加身體的靈活性和範圍。現代生活中，我們經常處於靜止狀態，這會導致關節變得僵硬，減少身體的靈活性。

藉由進行各種伸展動作，我們可以活化關節周圍的肌肉，增加關節的活動範圍，從而讓身體更加靈活。

此外，伸展運動還可以緩解壓力和放鬆身心。現代生活的壓力常常使我們感到焦慮和緊張，這會進一步導致肌肉的緊繃。通過深呼吸和伸展動作，我們可以放鬆身體，釋放壓力，使心情得到舒緩，身心更加平靜。

伸展運動還可以改善血液循環，促進新陳代謝。長時間的靜止會導致血液循環不良，使得身體的新陳代謝變得緩慢。透過伸展運動，我們可以促進血液循環，增加血液流向肌肉和組織的速度，從而提高新陳代謝水平，使身體更加健康。

1. 貓牛式 Cat Cow Pose

幫助伸展放鬆脊柱、胸、腰、背。

1 四足跪姿，身體像一張桌子一樣穩定讓膝蓋跟骨盆對齊，
手腕在肩膀下方吸氣背部放平維持身體重心。

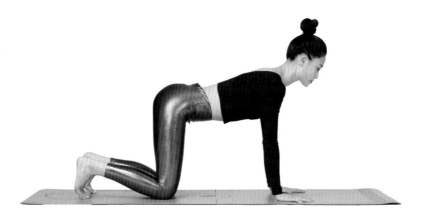

2 吐氣時腹部內收掌心輕推地將脊椎往上拱起像個氣球一樣的充氣，
眼睛視線看向腹部，下巴找胸口讓脖子放鬆，這是貓式。

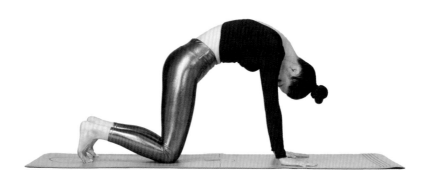

3 下一個吸氣時，從尾椎骨一直延伸到頭頂方向，打開你的胸口，視線往斜上看，不折脖子，肩膀左右打開，遠離你的耳朵，同時去感覺你的腹部延伸到你的胸口，打開你的身體，這是牛式。配合著你的呼吸，來回流動 5 ～ 8 次 - 吸氣「牛式」Cow Pose 吐氣「貓式」Cat Pose。

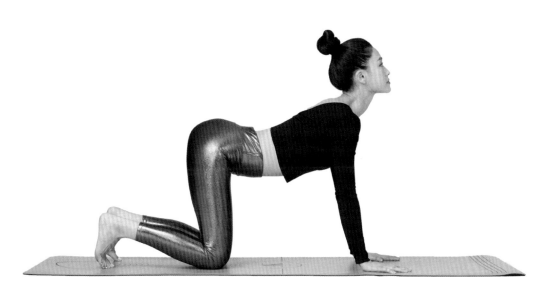

Tips 動作過程穩定身體重心不前後移動，也不要讓身體的重量沉向你的手腕跟膝蓋。

2. 下犬式 Downward-facing Dog

伸展背部還能舒緩雙腳後側的緊繃，同時訓練手臂肌肉。

1 四足跪姿開始，雙腳打開與骨盆同寬肩膀對齊手腕。

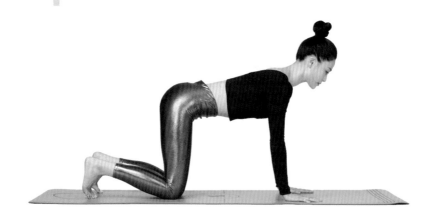

2 預備掌心推地，腹部內收，讓雙腳膝蓋保持彎曲帶離地。

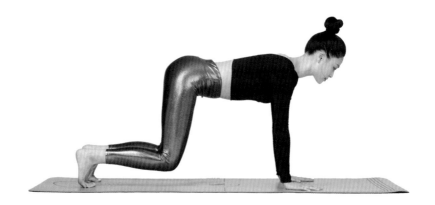

3　吸氣臀部往後往上推高，掌心推向地板，感受下背部拉伸往臀部方向，放鬆頭部和脖子視線看往雙腳方向，讓膝蓋先彎曲，輪流讓腳跟踩向地板，使雙腳後側拉伸放鬆。

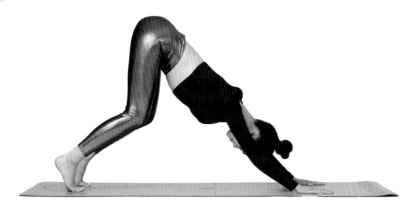

4　身體穩定後，讓腳跟一起踩向地板，拉伸小腿後側，停留三個呼吸去感受下背到臀部，大腿後側往坐骨方向小腿延伸到腳跟，身體像是一個三角形一樣。

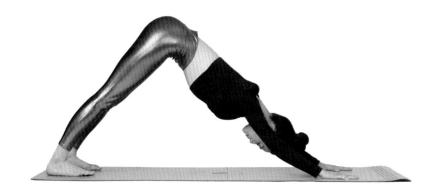

Tips 踩不到地，我們維持雙腳膝蓋彎曲下背打直，在這邊做練習停留 3 個呼吸，慢慢來先讓身體的重心穩定，習慣這個動作再慢慢拉伸雙腳後側。

3. 鴿式 Pigeon

放鬆打開髖部舒緩坐骨神經壓力,同時也可保護
在脊椎與椎間盤之間的神經。

1 右腳小腿往前彎並與瑜伽墊前端儘量平行,右腳膝蓋靠近
右手手腕,左後腿在背後伸直並將髖部貼近地面。

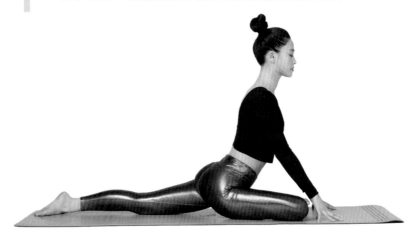

2 保持骨盆不歪斜不把身體的重心垮在右臀,先用雙手支撐
吸氣脊椎延伸背部打直,吐氣腹部內收拉長下背。

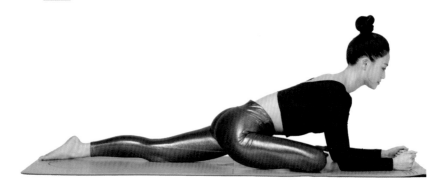

3 配合呼吸慢慢加深動作，再讓身體往前靠近小腿方向，接著彎曲手肘撐地，最後雙手再往前伸直，讓肚子胸口趴向小腿地板方向。

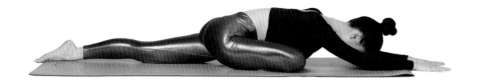

4 如果髖部比較緊繃的人，可以放一個瑜伽磚在右臀坐骨下方，再讓自己慢慢加深自己的動作。

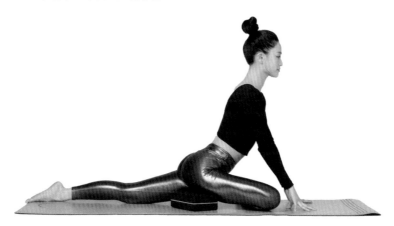

Tips 不讓頭低於心臟，可以在頭部下方放瑜伽磚支撐或是讓雙手握拳疊放在額頭下方，選擇自己舒適的角度停 5 ～ 8 個呼吸，再換腳做練習喔！

4. 脊椎坐姿扭轉式 Spinal Twist

幫助我們下背做放鬆並且伸展脊椎，促進消化也
能改善便秘。

1 坐姿預備。

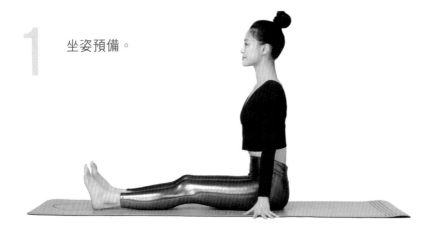

2 左腳彎曲踩向右腳大腿外側，膝蓋朝上腳掌貼地，兩邊坐
骨穩定的在地板上不懸空。

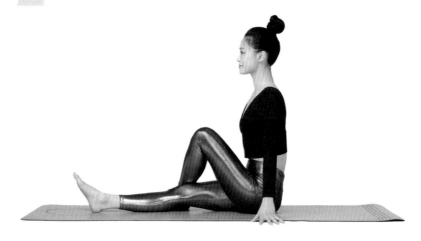

3 左手在臀背後方支撐穩定脊椎不塌腰，吸氣脊椎延伸帶起右手轉向左邊，讓右手抱向左腳，吐氣腹部內收時做脊椎扭轉。

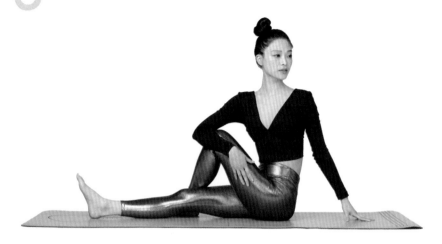

4 柔軟度較好的人，我們可試著雙手合掌來到胸前對齊胸口，將左手肘與右膝互相抵抗去做穩定，可以讓脊椎腰部加深扭轉動作。

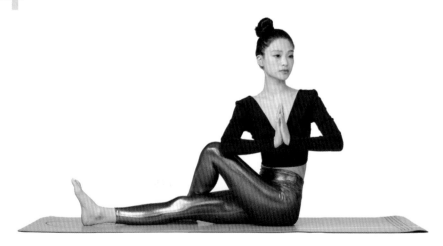

Tips 過程中要注意兩邊坐骨坐穩在地保持腰背拉長伸直，不要讓下背部往後塌，肩膀也不要聳肩。

5. 嬰兒式 Child's Pose

可伸展放鬆整片背部、腰部和臀部及髖關節。

1 預備先來到四足跪姿。

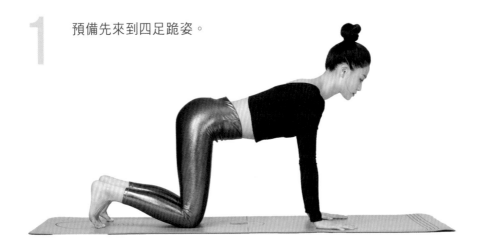

2 吐氣掌心輕推地，讓臀部找向腳跟，上身慢慢前彎，讓額頭貼地，去感受從頭頂到臀部整片背部及脊椎 C 曲線的完整延展。

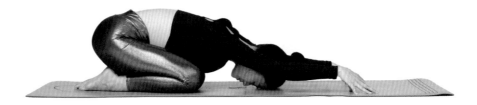

3 也可以將雙手放在身側配合呼吸來做停留，吸氣挺胸身體往頭頂方向拉長，吐氣運用尾骨下捲加深動作拉長身體，一前一後的感受從腰椎、脊椎、到脖子都完全伸展開來。

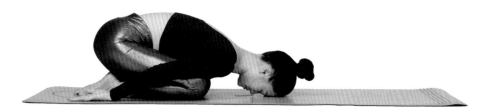

Tips 如果頭無法碰地，可以放一個枕頭或瑜伽磚做支撐，或是讓雙手握拳交疊在額頭下方。

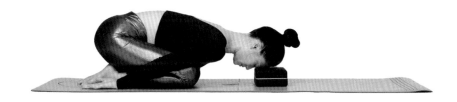

上班族運動

　　在當今 3C 時代，人們經常因低頭使用手機或電腦而導致姿勢問題，尤其對於上班族而言，整天長時間坐在辦公室裡，使用鍵盤或開會，這樣的生活方式對身體造成了相當大的負擔。常見問題包括腰痠背痛、肩頸僵硬，以及下半身血液循環不良等。這些問題可能導致姿勢不良，如高低肩、駝背等，進而影響身體健康和形象。因此，定期進行伸展運動是維持身體健康的重要途徑。

　　以下介紹的運動特別適合上班族，能夠釋放繃緊的肌肉，改善身體姿勢，並促進血液循環。每次練習都能夠舒緩肩頸的僵硬感，放鬆後背和腰椎，有助於改善血液循環，減輕日常生活帶來的身體不適，同時預防慢性病的發生。這些運動不需要太多時間和場地，可以輕鬆在家或辦公室進行，對於忙碌的上班族而言，非常實用又具有實際參考價值。

　　最重要的是，這些運動能有效改善因長時間待在辦公室而導致的姿勢問題，並讓體態變得更加緊實。這些運動針對性強，能夠釋放繃緊的肌肉，改善身體姿勢，同時促進血液循環，讓肩頸不再僵硬，後背和腰椎也能得到有效放鬆。

坐姿扭轉

1 坐在椅子的一半，雙腳平放於地面。
上半身向左扭轉，左手扶著椅背，右手放在左膝上脊椎保持挺直停留
5 個呼吸，換邊。

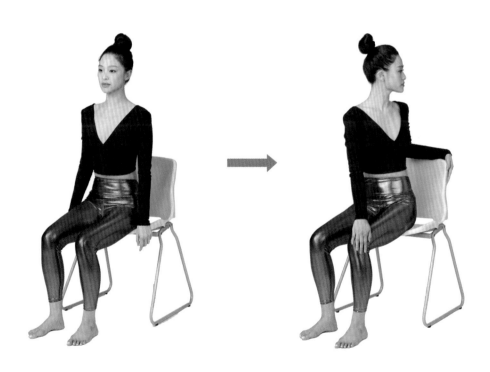

>>>>

1 雙手來到背後伸直向後拉伸，吸氣脊椎拉長胸口上提，讓肩膀往左右兩側拉伸停留 5 個呼吸。

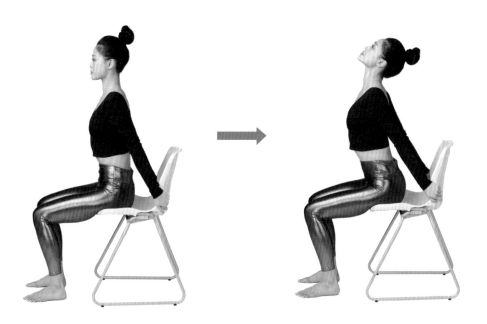

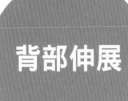

背部伸展

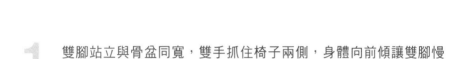

1 雙腳站立與骨盆同寬,雙手抓住椅子兩側,身體向前傾讓雙腳慢慢往後走幾步,背部延伸往臀部方向大腿後側往後、往上提,頸部自然放鬆停留 5 個呼吸。

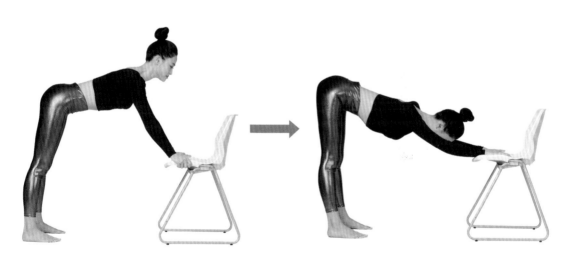

坐姿鴿式

1 坐在椅子的一半，左腿彎曲放到右腿膝蓋上，身體輕輕往前彎，左手抓著椅子邊緣，右手輕放在右腳踝上，停留 5 個呼吸再換邊練習。

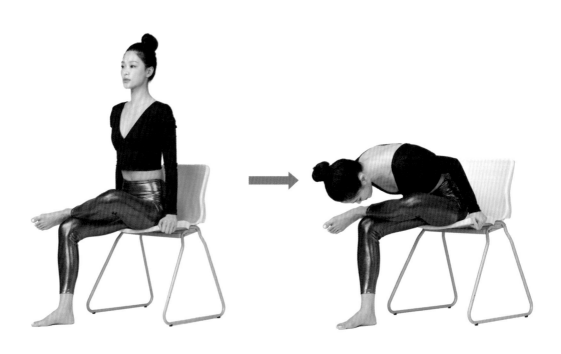

坐姿前彎

1 坐在椅子的一半，雙腳平放於地面與骨盆同寬，雙手貼於雙腳兩側，身體前彎，頸部自然下垂，停留 5 個呼吸。

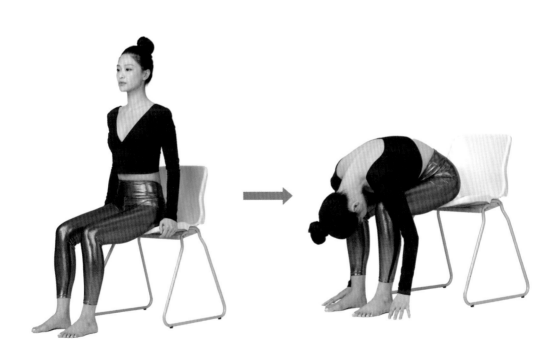

泡芙人運動

對於那些外表看似苗條但體脂卻高得嚇人的人，他們被戲稱為「泡芙人」。雖然他們可能天生外觀纖瘦，但體脂率卻偏高，身材曲線不夠明顯。對這些人來說，最需要的是增加肌肉量，以緊實身形，減少脂肪堆積。

要達到這個目標，建議進行核心運動，利用身體自身重量進行徒手訓練。這些運動不僅能夠強化核心肌群，還能夠促進全身肌肉的發展。逐漸將負重訓練和有氧運動融入日常鍛鍊中，有助於提升肌肉質量，進一步塑造緊實的體態。

除了運動外，飲食也是至關重要的一環。應該確保攝取足夠的蛋白質，以支持肌肉生長和修復。同時，健康油脂也是必不可少的，有助於改善血脂水平，保持身體健康。營養均衡的飲食結合適當的運動，才能達到緊實身材的效果。

總之，對於那些想要改善體態、增加肌肉量的「泡芙人」來說，適當的運動和飲食管理是關鍵。藉由核心訓練、負重和有氧運動的結合，再加上蛋白質和健康油脂的攝取，可以有效地緊實身形，讓體態更具吸引力和健康美。

跪姿撐體
Bird dog

>>>>

1 四足跪姿在地上，肩膀跟手腕對齊，膝蓋與骨盆對齊像一張桌子一樣。

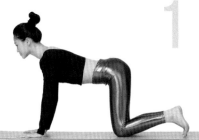

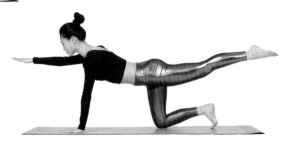

2 右手伸出，左腳向後帶起，不要讓骨盆傾斜讓身體呈現一直線平衡不搖晃，停留 3～5 秒交替換邊重覆動作。

3 進階在吸氣時讓手腳延伸拉長帶起，吐氣讓下方的手推地，膝蓋手肘靠近胸口方向 10 次再換邊。

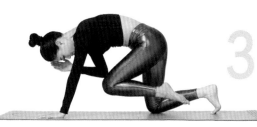

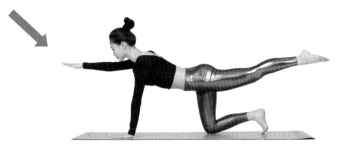

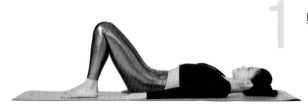

1 躺姿預備，穩定骨盆下背貼地。

2 右腳彎曲膝蓋靠近胸口。

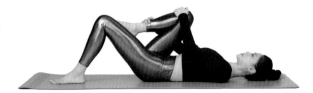

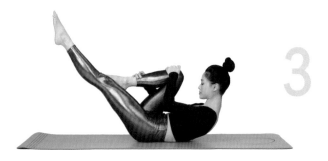

3 左腳 45 度向前伸直，右手扶腳踝左手扶膝蓋，腹部內收吸氣帶起上身視線看向腹部，骨盆穩定來回換腳。

Tips 做動作過程肩膀放鬆不聳肩，伸直的腳不低於骨盆高度。

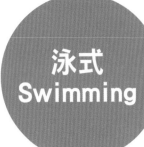

泳式
Swimming

1 趴姿雙腿與骨盆同寬，雙手與肩同寬延伸過頭，大腿稍微向外旋，腳背放鬆腳尖延伸。

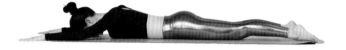

2 腹部內收保持骨盆、腰椎位置穩定下帶起右手左腳。

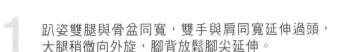

3 各做四次後，四肢同時延伸抬高帶離開地板，下半身不動骨盆穩定雙手彎曲做夾背間外展。

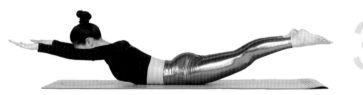

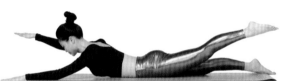

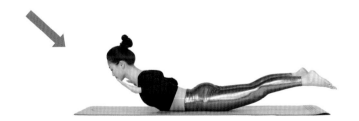

145

側平板
Side plank

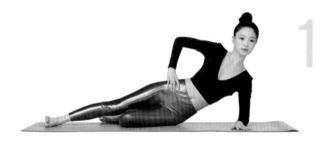

1 初階側臥下腿彎曲，手肘對齊肩膀垂直地板，脖子保持中立位置。

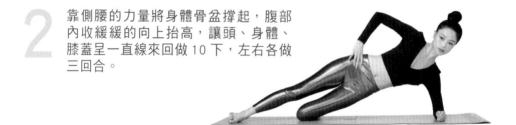

2 靠側腰的力量將身體骨盆撐起，腹部內收緩緩的向上抬高，讓頭、身體、膝蓋呈一直線來回做 10 下，左右各做三回合。

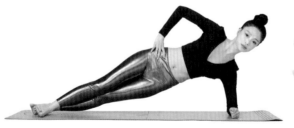

3 進階動作可以讓上腳伸直做動作來做鍛鍊。

1 正躺，雙腳彎曲，膝蓋腳跟對齊，打開骨盆寬度，掌心朝下。 吸氣吸進你的肋骨、背部，並擴張你的肺預備。

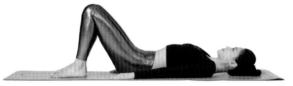

2 吐氣，臀部發力內收帶起骨盆離地，肩膀左右打開壓向地板，整片背離地，大腿前側延伸到膝蓋方向，肩膀、骨盆、大腿圍呈一直線，在這裡做停留。

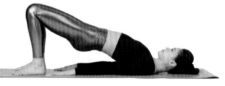

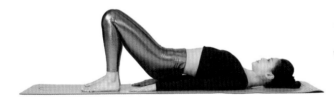

3 進階可以讓我們的臀部上下10～15下／3組。

4 核心穩定的人，可以挑戰看看變化式，踮起你的腳跟，維持腳跟、骨盆高度來做臀推上下這個動作。

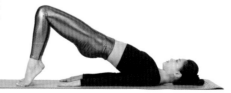

147

孕媽咪運動

懷孕時必須在懷孕滿 12 週且胎位穩定後，始可開始保持運動。孕期運動有助於增強骨盆肌群的力量和肌耐力，這對於承載寶寶成長的重量至關重要。此外，運動也能夠縮短孕產過程，預防子宮脫垂、尿失禁等問題，並有助於產後身材恢復緊實。

核心運動以及伸展運動都是孕期運動的良好選擇。核心運動有助於強化身體核心肌群，而伸展運動則能夠放鬆身心，促進血液循環和新陳代謝，改善常見的腰痠背痛、手腳水腫和抽筋等不適症狀。

然而，並非所有孕媽咪都適合在懷孕期間進行運動。對於孕期存在風險因素的婦女，如子癇症、雙胞胎、陰道出血、子宮內胎兒生長遲滯、心臟疾病或有早產風險者，應避免運動過程中擠壓趴地。在開始運動之前，必須向醫師諮詢，瞭解自身身體狀況，以確保運動的安全性。

透過適當的運動，孕媽咪可以在孕期保持健康，並在產後有助於恢復體態，使身體更為緊實。產後的媽咪常常面臨全身肌肉鬆弛和下垂的問題，這對於她們的自信和健康都構成了挑戰。接下來的運動也可以幫助媽咪們逐漸恢復到少女時期的體態，針對各個部位進行訓練，強化肌肉，提高肌肉緊實度，並改善體態。這不僅可以改善外觀，還可以提升自信心和生活品質。

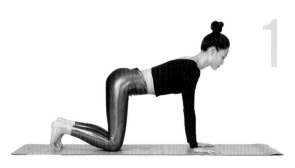

1 四足跪姿，身體像一張桌子一樣穩定讓膝蓋跟骨盆對齊，手腕在肩膀下方吸氣，背部放平，維持身體重心。

2 吐氣時，腹部內收，掌心輕推，將脊椎往上拱起像個氣球一樣的充氣， 眼睛視線看向腹部，下巴找胸口讓脖子放鬆，這是貓式。

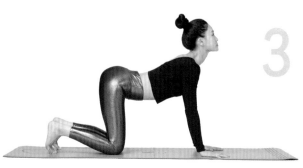

3 下一個吸氣時，從尾椎骨一直延伸到頭頂方向，打開你的胸口，視線往斜上看，不折脖子，肩膀左右打開，遠離你的耳朵，同時去感覺你的腹部，延伸到你的胸口打開你的身體，這是牛式。配合著你的呼吸來回流動 5～8 次 - 吸氣「牛式」Cow Pose 吐氣「貓式」Cat Pose。

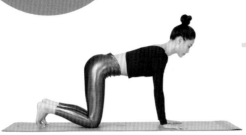

1 四足跪姿開始，雙腳打開與骨盆同寬肩膀對齊手腕。

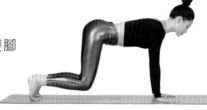

2 預備掌心推地腹部內收讓雙腳膝蓋保持彎曲帶離地。

3 吸氣臀部往後往上推高，掌心推向地板感受下背部拉伸往臀部方向，放鬆頭部和脖子視線，看往雙腳方向，讓膝蓋先彎曲，輪流讓腳跟踩向地板，使雙腳後側拉伸放鬆。

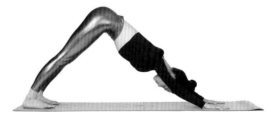

4 身體穩定後讓腳跟一起踩向地板拉伸小腿後側，停留三個呼吸去感受下背到臀部，大腿後側往坐骨方向小腿延伸到腳跟，身體像是一個三角形一樣。

Tips 身體穩定後，讓腳跟一起踩向地板，拉伸小腿後側，停留三個呼吸，去感受下背到臀部，大腿後側往坐骨方向小腿延伸到腳跟，身體像是一個三角形一樣。

臀橋
Bridge

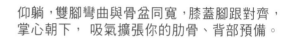

1 仰躺，雙腳彎曲與骨盆同寬，膝蓋腳跟對齊，掌心朝下，吸氣擴張你的肋骨、背部預備。

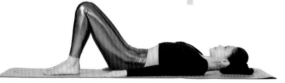

2 吐氣，臀部發力，腹部內收帶起骨盆離地，大腿前側延伸到膝蓋方向，肩膀左右打開，壓向地板背離地，肩膀、骨盆、大腿呈一直線在這裡做停留。

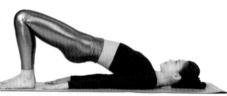

3 進階可以讓我們的臀部上下 10～15 下／3 組。

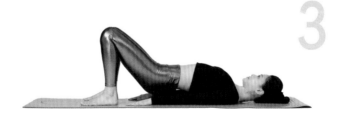

深蹲
Squat

>>>>

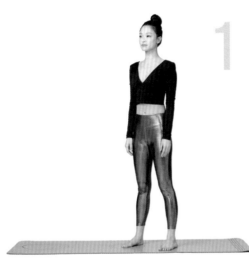

1 雙腳打開與肩膀同寬,腳尖向前,
雙手則可插腰或是雙手握拳身體
將重心放在雙腳上。

2 吸氣,利用臀部啟動重心,慢慢往
後往下坐,想像後方有一張椅子,
維持個 3 ～ 5 秒的時間,吐氣,慢
慢地站起完成動作,建議孕媽咪來
回 10 ～ 15 下／三回合。

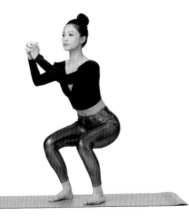

Tips 如果是第一次做深蹲的媽咪可以背對牆壁比較安全哦!過程中不去擠壓
膝蓋、不踮腳尖,起身時要保持上半身挺胸,不要向前傾。

鴿式
Pigeon

1 右腳小腿往前彎，並與瑜伽墊前端儘量平行，右腳膝蓋靠近右手手腕，左後腿在背後伸直，並將髖部貼近地面。

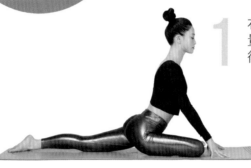

2 保持骨盆不歪斜，不把身體的重心垮在右臀，先用雙手支撐，吸氣，脊椎延伸背部打直，吐氣，腹部內收拉長下背。

3 配合呼吸慢慢加深動作，再讓身體往前靠近小腿方向，接著彎曲手肘撐地，最後雙手再往前伸直讓肚子胸口趴向小腿地板方向。

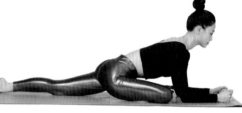

4 如果髖部比較緊繃的人，可以放一個瑜伽磚在右臀坐骨下方，再讓自己慢慢加深自己的動作。

Tips 不讓頭低於心臟，可以在頭部下方放瑜伽磚支撐，或是讓雙手握拳疊放在額頭下方，選擇自己舒適的角度停 5～8 個呼吸，再換腳做練習喔！

1 來到躺姿將頭部、背部、腰部貼地讓雙腿彎曲做準備。

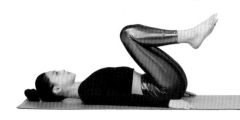

2 雙手抓住腳掌外緣慢慢地將雙腿自然的往兩側張開到自己可以停留 5 ~ 8 個呼吸的位置，過程中保持放鬆不要有任何一處是用力緊繃的狀態。

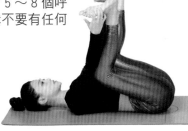

3 柔軟度比較僵硬的人可以試著把雙手移到腳踝做停留，過程中可以試著輕輕左右搖晃幫助按摩骨盆、腰部附近的肌群。

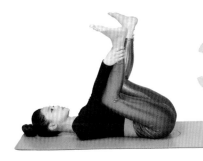

Tips a. 注意做動作時下背部、骨盆不懸空，頭不往後仰肩膀放鬆不聳肩。
b. 做動作過程肩頸放鬆不聳肩，骨盆也不往後塌。

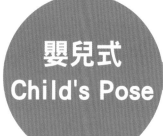

嬰兒式
Child's Pose

1 預備先來到四足跪姿。

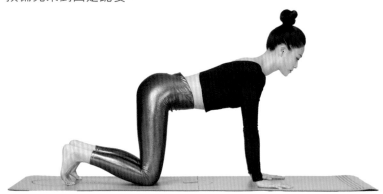

2 吐氣,掌心輕推地,讓臀部找向腳跟,上身慢慢前彎,讓額頭貼地, 去感受從頭頂到臀部整片背部及脊椎 C 曲線的完整延展。

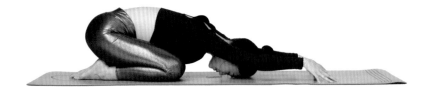

3 也可以將雙手放在身側配合呼吸來做停留，吸氣挺胸，身體往頭頂方向拉長。吐氣，運用尾骨下捲加深動作拉長身體，一前一後的感受從腰椎、脊椎、到脖子都完全伸展開來。

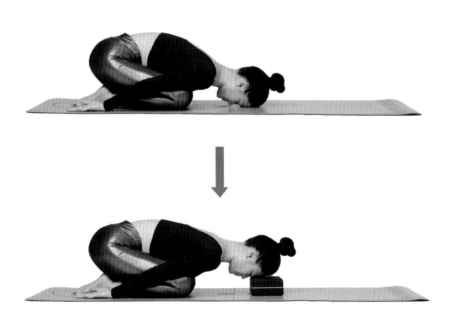

Tips 如果頭無法碰地，可以放一個枕頭或瑜伽磚做支撐，或是讓雙手握拳交疊在額頭下方。

體驗與內心對話

問問自己，你開心嗎？

是否常常迎合、追隨他人的生活步調，做些自己不真正感興趣的事。其實生活應由自己選擇，不需他人來完善。當追求和擁有越多，你會發現真正需要的其實很少。

以「運動」為例，許多人實際上並不喜歡運動，通常出於瘦身的目的才開始。但如果內心無法與身體同步，只是找藉口逃避，那麼得到的結果往往不佳，反而造成心理上的空虛和壓力。

我們每天都在扮演各種角色：好女兒、好妻子、好女友、好媽媽、樂觀的人。我們總想呈現最好的一面，似乎是為了回應外界的期望，卻常忘記聆聽內心的真實感受。

你有多久沒有真正關注自己了？

給自己一些時間和空間，脫離外界對你的定義，活在當下，多花時間在自己身上，專注當下、平衡當下，聆聽內心的聲音，感受自己的情緒和身體的變化，這樣做可以逐步提升生活品質。

對我而言，運動是釋放壓力的一種方式，但這並非適用於所有人。我認識的許多學生都已相處多年，彼此非常熟悉。如果某天他們不想做劇烈運動，我會建議他們做些拉筋放鬆，讓身體休息。進行任何活動都應該聽從內心的感受，不必勉強自己。當身心狀態不佳時，最好是停下來休息，而非完全放棄。

生活應是一連串的體驗、學習和享受的過程。運動的好處眾多，不僅有助於保持體態，也能增進健康，保持青春。多嘗試不同的運動，找到一項自己感興趣的活動。如歐普拉·溫弗瑞所說：「內心的感受就像生命中的 GPS，指引你的行動。信任這些感受，它們將引領你作出正確的決策。」

在資訊爆炸的今天，我們每天都在處理各種信息和社交關係，這快速的生活節奏常使人忽略了身心健康，累積了大量的壓力，這種壓力有時比缺乏體育活動還要糟糕。不要忘記釋放那些不必要的負面能量。在不想運動的時候，可以選擇畫畫、烘焙、陶藝或按摩等靜態活動，享受那份寧靜和滿足感。

找到屬於你的安靜時刻，讓這些時刻伴隨著你的興趣，讓你全心享受那份寧靜。

練緊 沒有餓肚子刻意減肥，但看起來像是瘦了 5 公斤

作　　　者／KATE (林芷如)

主　　編／蔡 月 薰

企　　劃／蔡 雨 庭

美 術 設 計／林 采 薇

內 頁 設 計／郭 子 伶

攝　　　影／Cheng Po Ou Yang

妝　　　髮／Bella

【特別感謝】

ΛSPORT

總編輯／梁芳春

董事長／趙政岷

出版者／時報文化出版企業股份有限公司

108019 台北市和平西路三段 240 號 7 樓

發行專線／(02)2306-6842

讀者服務專線／0800-231-705、(02)2304-7103

讀者服務傳真／(02)2304-6858

郵撥／1934-4724 時報文化出版公司

信箱／10899 台北華江橋郵局第 99 號信箱

時報悅讀網／www.readingtimes.com.tw

電子郵件信箱／books@readingtimes.com.tw

法律顧問／理律法律事務所 陳長文律師、李念祖律師

印 刷／勁達印刷有限公司

初版一刷／2024 年 6 月 7 日

初版二刷／2024 年 7 月 4 日

定　　價／新台幣 400 元

時報文化出版公司成立於一九七五年，並於一九九九年股票上櫃公開發行，
於二○○八年脫離中時集團非屬旺中，以「尊重智慧與創意的文化事業」為信念。

練緊：沒有餓肚子刻意減肥,但看起來像是瘦了5公斤 / Kate(林芷如) 作 . --
初版 . -- 臺北市：時報文化出版企業股份有限公司, 2024.06
　　面；　公分
ISBN 978-626-396-086-2(平裝)

1.CST: 健身運動 2.CST: 運動訓練

411.711　　　　　　　　　　　　　　　　113003759